QIGONG TAOÍSTA
PARA SAÚDE E VITALIDADE

Sat Chuen Hon

QIGONG TAOÍSTA
PARA SAÚDE E VITALIDADE

Um Programa Completo de Movimento, Meditação e Sons de Cura

Tradução
MIRTES FRANGE DE OLIVEIRA PINHEIRO

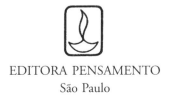

EDITORA PENSAMENTO
São Paulo

Título original: *Taoist Qigong for Health and Vitality.*

Copyright © 2003 Sat Chuen Hon.

Publicado mediante acordo com a Shambhala Publications, Inc.
300 Massachusetts Avenue, Boston, MA — 02115. www.shambhala.com

Todos os direitos reservados. Nenhuma parte deste livro pode ser reproduzida ou usada de qualquer forma ou por qualquer meio, eletrônico ou mecânico, inclusive fotocópias, gravações ou sistema de armazenamento em banco de dados, sem permissão por escrito, exceto nos casos de trechos curtos citados em resenhas críticas ou artigos de revistas.

A Editora Pensamento-Cultrix Ltda. não se responsabiliza por eventuais mudanças ocorridas nos endereços convencionais ou eletrônicos citados neste livro.

Dados Internacionais de Catalogação na Publicação (CIP)
(Câmara Brasileira do Livro, SP, Brasil)

	Hon, Sat Chuen
	Qigong taoísta para saúde e vitalidade : um programa completo de movimento, meditação e sons de cura / Sat Chuen Hon ; tradução Mirtes Frange de Oliveira Pinheiro. — São Paulo : Pensamento, 2005.
	Título original: Taoist qigong for health and vitality
	ISBN 85-315-1435-5
	1. Exercícios físicos 2. Medicina chinesa 3. Medicina tradicional 4. Meditação - Taoísmo 5. Qi Gong 6. Saúde - Promoção I. Título.
05-9073	CDD-613.7148

Índices para catálogo sistemático:
1. Qi Gong taoísta : Exercícios : Promoção da saúde
613.7148

O primeiro número à esquerda indica a edição, ou reedição, desta obra. A primeira dezena
à direita indica o ano em que esta edição, ou reedição, foi publicada.

Edição   Ano

1-2-3-4-5-6-7-8-9-10-11   06-07-08-09-10-11

Direitos de tradução para o Brasil
adquiridos com exclusividade pela
EDITORA PENSAMENTO-CULTRIX LTDA.
Rua Dr. Mário Vicente, 368 — 04270-000 — São Paulo, SP
Fone: 6166-9000 — Fax: 6166-9008
E-mail: pensamento@cultrix.com.br
http://www.pensamento-cultrix.com.br
que se reserva a propriedade literária desta tradução.

Impresso em nossas oficinas gráficas.

SUMÁRIO

Prefácio 7

Prólogo 9

Guia de pronúncia 11

Cantiga dos xamãs 15

1. Introdução aos sons de cura taoístas 25

2. Macrocosmo e microcosmo: conceitos taoístas de saúde e tratamento 31

3. Princípios da harmonia central 45
   Prelúdio para os sons de cura: como desossar um boi 59

4. Fígado: a árvore da vida 61

5. Coração: o rio da vida 75

6. Baço: a Mãe Terra 85

7. Pulmões: os cavaleiros de armadura brilhante 101

8. Rins: fogo e água 115

9. Triplo aquecedor: a fornalha orgânica 129

10. Murmúrios do dragão 145

    Apêndice A:
    Respostas às perguntas mais freqüentes 153

    Apêndice B:
    Protocolos para dificuldades na prática dos sons de cura 156

    Notas 159

PREFÁCIO

STE LIVRO irá surpreender muita gente. A mim certamente surpreendeu. Fui discípulo de Sat Hon durante vários anos, e naquela época eu me concentrava na prática de longevidade do qigong. Passávamos horas juntos no seu estúdio em Nova York. Às vezes eu chegava um pouco mais cedo e ficava assistindo alguma aula em andamento. Nas festas anuais de ano-novo chinês promovidas por Sat Hon, eu assistia às demonstrações de habilidade de outros discípulos. Além disso, eu sabia dos seus conhecimentos sobre medicina tradicional chinesa e acupuntura adquiridos ao longo de muitos anos em suas visitas semestrais a Pequim. Entre suas inúmeras atividades, ele oferece uma clínica semanal de medicina chinesa aberta ao público. Dessa forma, fiquei conhecendo o alcance e a profundidade dos seus conhecimentos sobre qigong, taiji e outras formas relacionadas de artes marciais. Ele parece ter um conhecimento quase enciclopédico da sua amada tradição taoísta. Mesmo assim, quando li pela primeira vez os originais de *Qigong Taoísta para Saúde e Vitalidade,* fiquei verdadeiramente impressionado. O livro apresenta métodos de cura conhecidos apenas por um seleto grupo de praticantes. Apresentados numa linguagem clara e concisa, esses métodos coerentes e ricos combinam som e respiração para promover saúde e cura.

Além disso, o texto está repleto de histórias pessoais e calor humano, e fornece uma visão ampla do treinamento e da prática de Sat Hon. Na verdade, trata-se de uma espécie de autobiografia da sua jornada espiritual. O livro está salpicado de revelações e relatos curiosos que elucidam e ilustram o espírito do Tao — não como um exercício acadêmico ou a tradução de um texto tradicional, mas como uma reflexão aparentemente espontânea de um verdadeiro praticante. Por tudo isso, o livro se encaixa numa categoria singular de literatura espiritual.

Por fim, eu gostaria de tocar em outro ponto que este livro aborda indiretamente. Na filosofia e psicologia ocidentais, ele é tratado como um problema psicossomático. A separação entre o corpo e a mente é um sintoma da dificuldade que muitas pessoas hoje em dia têm de compreender a experiência comum de "estar no mundo". (Nos casos mais graves, manifesta-se como comportamento psicótico ou autista.) Os métodos tradicionais de cura quase sempre abordam esse problema sob o aspecto físico ou mental. Na verdade, podemos dizer que a cura, na sua acepção mais ampla e mais profunda, é precisamente a reunificação da mente e do corpo. As grandes tradições sempre consideraram essa uma questão fundamental para que pudéssemos compreender o lugar que ocupamos no mundo e o papel que desempenhamos nele. Nas filosofias hindu e budista, a união da mente e do corpo é conhecida como a Grande Unificação. Na escola vajrayana budista é conhecida como o corpo arco-íris, um estágio de desenvolvimento alcançado, de forma bastante apropriada, no final de uma longa e disciplinada prática. Esse estado mais elevado de integração também está presente no xamanismo e em outras tradições indígenas, no final da prática (como na Serpente Emplumada dos Maias) ou em algum ponto durante essa jornada (como em outras culturas mesoamericanas).

No taoísmo — supostamente a mais antiga tradição ainda viva fora a tradição aborígine australiana — parece ser um tanto diferente. Percepção, energia e consciência do corpo são consideradas atributos tão fundamentais que exigem uma abordagem imediata, mesmo nos primeiros estágios do estudo. Esse ponto de vista é amplamente corroborado pelas técnicas de sons de cura transmitidas pelo mestre Sat Chuen Hon. Da primeira à última página, a narrativa está repleta de referências a um estado integrado no qual percepção/consciência e corpo/energia devem atuar juntos. Cura, plenitude e integração tornam-se efetivamente idênticos nessa prática.

As histórias pessoais e os relatos baseados em fatos verídicos apresentados neste livro são maravilhosos. Não os leia com pressa. Saboreie-os como faria com a última tigela de sopa de arroz chinesa de Janet Hon. Você vai encontrar alguns dos mais sábios ensinamentos.

PHILIP GLASS

PRÓLOGO

SOU PREGUIÇOSO por natureza. Depois de completar os estudos, em vez de me candidatar a um "emprego sério", como diria minha mãe, preferi me deixar levar pela corrente da vida. Tomei essa decisão quando tinha vinte e poucos anos. Por pura sorte, a vida me conduziu para a esfera xamanista milenar das práticas taoístas de qigong e do taiji quan. Desde então, essa abordagem preguiçosa e tranqüila tem guiado meus passos pela vida.

Talvez o meu nome tenha servido como fonte de inspiração. Ele me foi dado por um vidente, que, depois de contemplar o éter do meu futuro, chamou-me de Sat Chuen, algo como Riacho que Bate nas Pedras. Minha vida tem sido uma série de atos atabalhoados que fluem como correntes sinuosas e caem em diferentes tipos de terreno sem objetivo ou meta discernível.

Da mesma forma, os exercícios de qigong e os movimentos taoístas induzemme a uma sensação interior de nuvens deslizando pelo céu sereno. Às vezes, quando mergulho profundamente na prática taoísta, deparo com a água imóvel da ausência de ação, o *wu-wei*, um estado de pura harmonia em que não existe ação nem esforço. À medida que compreendo a quietude da inação, essa forma serena de movimento, os meus próprios movimentos melhoram e minha energia flui mais livremente.

O Tao é a manifestação da própria natureza espontânea sem a imposição da vontade. As práticas taoístas de qigong e taiji quan desabrocham nesse contexto sereno e aberto de espontaneidade natural. O Tao *abarca* o princípio criativo da vida, confia na grande "mente" do universo para guiar nossas ações diárias. Quando começar a praticar os sons de cura do qigong, fique o mais confortável que puder. Este livro nasceu de uma série de palestras que fiz sobre os seis sons de cura taoístas.

Provavelmente, o material dessas palestras teria sido esquecido, não fosse pelo meu discípulo Chris Jurak, que se ofereceu para transcrevê-lo e editá-lo.

Vejo este livro como fruto do trabalho de uma comunidade que inclui a minha família — a minha esposa, Janet, e minhas três filhas, Jimei, Lingji e Singha —, e meus discípulos, que me incentivam a mergulhar cada vez mais fundo na prática taoísta. Eu gostaria de expressar a minha gratidão a diversas pessoas que contribuíram sobremaneira para a elaboração deste livro: a Philip Glass, pela gentileza de escrever o prefácio e por me servir de guia no sinuoso mundo editorial; a Ilana Storace, por seu trabalho como fotógrafa e modelo de algumas fotos; a Sue Terry, Chris Jurak, Beth Frankl e Mark Magill pela edição do livro; e a Chris Jurak, por criar o esboço inicial. Andrew e Ann Sterman, Ilana Storace e Erva Zuckerman também deram sugestões para o livro. Sou grato à generosidade de Rudy Wurlitzer, que entregou em mãos os originais a Sam Bercholz. O senhor Bercholz deu ao manuscrito o primeiro impulso para o sinuoso caminho que ele viria a percorrer até se transformar em um livro. Agradeço também a Carole Corcoran, por me fornecer respaldo jurídico e orientação nos assuntos referentes à parte contratual.

Por fim, os leitores devem fazer os exercícios de qigong com cautela. Assim como qualquer tipo de atividade física ou mental, os progressos devem ser lentos. Em caso de desconforto durante a realização de qualquer exercício, recomendo enfaticamente que procurem um médico e orientação de um profissional competente.

Que os benefícios deste livro se multipliquem para todos os seres sencientes.

GUIA DE PRONÚNCIA

A O LONGO DOS MILÊNIOS, o idioma chinês passou por diversas mudanças, e muitas palavras são pronunciadas com diferentes entonações nos vários dialetos. Essa variação lingüística explica as diferenças na pronúncia dos sons de cura. O guia fonético abaixo apresenta os sons dos termos chineses apresentados neste livro. Para gravar os sons de cura, entre no site www.dantao.com. Um som vale mais que mil palavras.

Alfabeto fonético chinês	Equivalente fonético (pinyin) em português
Chu	Chu
Fu	Fu
Hey	Hei
Ho	Huo
Qi	Chi
Qigong	Chi Kung
Xi	Hsi
Xu	Hsü
Tao	Dao

QIGONG TAOÍSTA
PARA SAÚDE E VITALIDADE

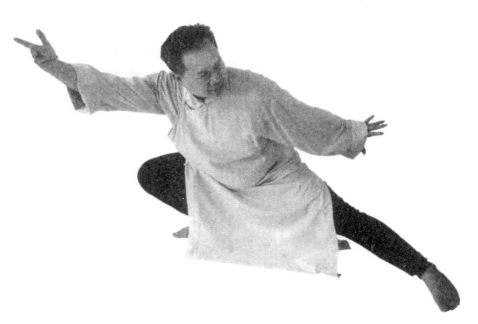

O Canto dos Dragões

CANTIGA DOS XAMÃS

O SOM DA ANTIGUIDADE
A canção de uma pedra

Em busca de um velho ermitão,
Subo o pico coberto de neve e encontro
sua cabana de sapé vazia.
Desço desolado quando,
de repente, um canto silvestre, que lembrava o murmúrio
de um dragão,
ecoa do pico coberto de neve.

— baseado num conto Tang Taoísta (500 E.C.)

História e desenvolvimento
dos sons de cura do qigong taoísta

DESDE OS PRIMÓRDIOS, os xamãs envolviam o corpo com pele de urso, enfeitavam a cabeça com chifres de animais e cantavam por trás de uma máscara de águia. Enquanto caminhavam balançando o corpo lenta e pesadamente, emitiam sons agudos numa flauta de osso e invocavam o Grande Espírito. Essa é a origem dos sons de cura taoístas, um canto selvagem e místico que remonta aos primórdios. Ainda hoje, morando em cavernas de bambu, os ermitãos taoístas saúdam uns aos outros e cantam, ecoando seus lamentos pelos vales como lêmures.

Com o tempo, os sons de cura, que fortalecem e dão novo alento à vida, foram integrados numa alquimia interna. O objetivo da alquimia interna é transformar a vida transitória e mortal em imortal. Esse processo se assemelha ao da alquimia mineral, cujo objetivo é transformar o chumbo mutável em ouro imutável. Tanto a alquimia interna quanto a alquimia mineral expressam a grandiosa visão do taoísmo: de que tudo e todos estão se dirigindo para um estado final de perfeição e completude — de chumbo para ouro, da mortalidade para a imortalidade.

Em comparação, na Europa, durante a Idade Média, os alquimistas ocidentais concentraram-se principalmente na alquimia mineral, buscando, sobretudo, formas de transformar qualquer objeto em ouro. Portanto, o *quimio* de *alquimia* ainda conservava a sua raiz chinesa que significa "ouro". No fundo, alquimia ainda é a arte da transmutação de objetos em ouro.

Mais tarde, a alquimia foi repudiada pelos cientistas como superstição e idéia ultrapassada. Eles romperam seus laços com a alquimia eliminando o prefixo *al* e conservando apenas a raiz, o aspecto químico da ciência. Apesar disso, a química moderna ainda tem uma grande dívida de gratidão com a antiga arte da alquimia.

A alquimia só foi revista por um cientista ocidental sério no início do século 20, quando foi reanalisada pelo trabalho do eminente psicólogo Carl Jung. Jung descobriu que no simbolismo alquímico residia a base da profunda consciência humana de arquétipos fundamentais. Esses arquétipos lhe deram uma grande compreensão das camadas mais profundas da psique humana: ele descobriu que os símbolos da alquimia estão na consciência coletiva. Entretanto, Jung lidou principalmente com os arquétipos psicológicos da alquimia, e não com os aspectos "mágicos" da transformação física.

Por outro lado, o estudo da alquimia taoísta como uma arte viva exige uma transmissão direta individual de mestre para discípulo. Apesar de existirem milhares de textos e livros sobre alquimia, os iniciantes ainda precisam de orientação pessoal para percorrer os labirintos da alquimia taoísta. Sem um guia, é perigoso confiar somente no significado superficial dos textos que tratam do assunto. Isso se aplica especialmente às informações retiradas de textos taoístas originais, porque a maior parte das informações que eles trazem está codificada. Em outras palavras, grande parte dos clássicos taoístas foi escrita em termos intencionalmente ambíguos, utilizando uma simbologia de cores — "a criança lunar engole o fênix rubro" — que serve apenas como uma criptografia do significado real. Portanto, a verdadeira prática é transmitida verbalmente de mestre para discípulo, "ao pé do ouvido", como dizia o meu mestre. Por conseguinte, os textos escritos servem apenas como uma referência que precisa ser decodificada. (No exemplo acima, o menino lunar representa o líquido brilhante chamado mercúrio. O ato de engolir o fênix rubro pode ser interpretado como o mercúrio que dissolve os cristais vermelhos do cinabre. Pode ser entendido também como o ato de deixar a própria consciência luminosa dissolver o fogo egoísta do coração.)

Portanto, a alquimia taoísta precisa ser estudada com cautela. Atualmente, existem muitas traduções de textos taoístas, mas elas devem servir apenas como guias de referência para iniciantes, e não como "manuais passo a passo". Mas é mais difícil encontrar um mestre taoísta vivo do que um leopardo-da-neve. Muitos mestres taoístas foram perseguidos e torturados durante os intermináveis ciclos de revolução política e assassinatos em massa na China comunista. Como afirmo neste livro, essas perseguições ainda ocorrem. Por esse motivo, hoje em dia existem pouquíssimos mestres na China continental para dar continuidade à tradição milenar da alquimia taoísta — que recebeu o nome moderno de qigong.

Dentro desse contexto histórico, qualquer um que teve o privilégio de conhecer a arte taoísta é impelido, por um senso de urgência e grande responsabilidade, a transmitir esse tesouro milenar. Em sua simplicidade, os sons de cura taoístas incorporam todos os elementos básicos xamanistas e alquímicos: respiração, mudras, movimentos e sons totêmicos. Portanto, os sons de cura podem servir como um abrigo seguro para aqueles que querem dar os primeiros passos no qigong taoísta, bem como uma chave eficaz para os iniciantes desvendarem os mistérios da alquimia.

Dizem que uma jornada de mil quilômetros começa com um único passo. Mas veja bem se esse primeiro passo está na direção certa. Caso contrário, todos os outros serão em vão.

Vamos dar agora o nosso primeiro passo.

A minha jornada de cura começou em família. No verão de 1950, na cidade de Cantão, na China, minha mãe estava se refrescando numa viela ao lado da nossa casa. A noite estava especialmente quente e úmida, e todos os vizinhos foram para fora tomar ar fresco e bater papo. Em meio ao som das vozes preguiçosas e da fragrância cítrica de jasmim, minha mãe adormeceu sob o luar numa pequena cama de campanha com o filho recém-nascido nos braços. Quando a temperatura começou a cair, ela acordou com o bebê choramingando. Apressada, levou-o para dentro de casa, mas era tarde demais. Ele tinha apanhado resfriado por causa do sereno. No dia seguinte, o bebê acordou febril. Quando ela pousou os lábios em sua testa e sentiu o calor abrasador, compreendeu que se tratava de uma febre muito perigosa.

Nossa família estava atravessando um período difícil. Meu pai havia ido à falência após a Segunda Guerra Mundial. Fomos acusados de latifundiários; perdemos tudo, o único bem que nos restou foi a casa. Sem dinheiro para consultar um médico, minha mãe tentou tratar do meu irmão sozinha, esperando que a febre desaparecesse depois de alguns dias. Mas a febre continuava a subir.

Desesperada, engoliu o orgulho e procurou o serviço de assistência social, que prescreveu plantas medicinais. Mas a febre do bebê não cedia. Depois de três semanas ele estava fraco demais até mesmo para chorar. De vez em quando, choramingava e agitava freneticamente os bracinhos de dor.

Finalmente, minha mãe conseguiu juntar uma quantia suficiente para levá-lo ao médico. Mas o médico não conseguia sentir a pulsação do bebê na região do punho; só nos tornozelos ainda havia uma fraca pulsação. Desanimado, ele receitou um medicamento e aconselhou minha mãe a rezar.

Atormentada, minha mãe pôs-se a caminhar a esmo pelas margens do rio das Pérolas. Uma velha senhora percebeu que ela estava chorando e viu o bebê sem vida em seus braços.

— O que há com seu filho, minha jovem? — perguntou a velhinha.

Minha mãe lhe contou toda a história, e disse que até o médico tinha perdido as esperanças.

— Por que você não pede que a Deusa Carpa o aceite como afilhado? Talvez ele esteja possuído por algum espírito do mal.

Como último recurso, minha mãe levou o bebê ao templo da Deusa Carpa. Era um templo pequeno e rústico, cujo altar tinha apenas uma estátua da Deusa Carpa montada num dragão. Feixes de incenso sobre uma urna de bronze exalavam uma fragrância almiscarada no átrio mal iluminado. Ao lado do altar, uma mulher de compleição pequena orava ajoelhada num genuflexório. Era a abadessa e a única responsável pelo templo. Minha mãe lhe disse que queria que o filho fosse afilhado da Deusa Carpa.

Entoando estranhas cantigas de encantamento, a abadessa envolveu os punhos do bebê cuidadosamente com um papel amarelo que trazia uma inscrição desconhecida. Em seguida, salpicou-os com água de uma jarra depositada aos pés da Deusa Carpa. De repente, surgiram três marcas longas e escuras de dedo ao redor do punho do meu irmão, como se algo ou alguém estivesse tentando exaurir suas forças.

— Ah, aqui está o problema. Seu filho está possuído por algum espírito do mal. Deixe que a Deusa Carpa o tome como afilhado, e o espírito das trevas irá embora.

Atordoada, subitamente minha mãe se lembrou de que, na noite em que tinha adormecido ao relento, vira uma sombra em pé, ao lado da porta, antes de entrar de novo em casa. Ela havia atribuído a sombra à roupa pendurada de qualquer jeito no varal, mas a empregada disse que não havia pendurado roupa no varal naquela noite. Mais tarde, minha mãe descobriu que os soldados japoneses haviam assassinado um fugitivo naquela viela durante a Segunda Guerra Mundial.

Depois de uma cerimônia simples em que a abadessa acendeu três velas vermelhas e queimou nove varetas de incenso, meu irmão se tornou afilhado da Deusa Carpa. Nenhum espírito do mal se atreveria a lhe fazer mais nenhum mal.

Confiança e esperança floresceram no coração de minha mãe. Ela deu ao filho os remédios de plantas e, pela primeira vez em três semanas, o bebê adormeceu. Uma semana depois ele estava recuperado. Depois disso, meu irmão foi terminantemente proibido de comer carpa pelo resto da vida.

Essa história reflete a influência espiritual na medicina chinesa. Desde os primórdios, os processos de cura impregnam os rituais xamanistas que recorrem ao poder dos espíritos divinos de animais, rochas e objetos da natureza. O livro *The Yellow Emperor's Classic on Internal Medicine*, um dos mais antigos textos chineses, afirma que, em épocas remotas, as pessoas tinham uma vida bastante simples e podiam expelir suas doenças apenas com a dança xamanista de cura chamada *juyui*. Mas, nos períodos de decadência que se seguiram, passaram a precisar de tratamentos médicos mais complexos.

A história de cura da minha família ilustra a natureza multifacetada de cura e da medicina, integrando o uso de plantas medicinais e rituais espirituais totêmicos. O espírito do xamanismo indígena ainda está bem vivo na cultura chinesa contemporânea.

Os primórdios da medicina chinesa

O Imperador Amarelo (2697 a.C.? –2599 a.C.) é uma figura lendária e fundamental na história milenar chinesa. Ele desempenhou o papel duplo de governante divino, que era chamado de Filho dos Céus, e fundador da cura medicinal chinesa. O Imperador Amarelo aprendeu com os grandes ermitões taoístas Kuang Shen Tze (*Vast Numinous Exalted Elder*) e Jade Maiden. Kuang Shen Tze lhe ensinou a

20 QIGONG TAOÍSTA PARA SAÚDE E VITALIDADE

usar as plantas e a acupuntura para curar, enquanto Jade Maiden lhe ensinou a alcançar a saúde por meio da atividade sexual, a cura tântrica taoísta.[1] Mais tarde, o Imperador Amarelo transmitiu esses ensinamentos a seus ministros para educar o povo, e posteriormente eles foram compilados no livro *The Yellow Emperor's Classic on Internal Medicine*. Esse texto canônico ainda é usado na China como uma importante fonte de ensinamentos da medicina tradicional chinesa.

Depois de um reinado dourado de quase cem anos, durante o qual a rainha, esposa do Imperador Amarelo, Mariposa Lunar, descobriu a arte de tecer a seda e seu marquês elaborou o primeiro dicionário chinês coerente, o Imperador Amarelo se aposentou para começar a cultivar a imortalidade. Nove anos depois, ele conseguiu criar o seu Elixir Imortal. O imperador deu adeus à sua corte e subiu até o pico da montanha Tai Shan, onde o aguardava um dragão que o ajudaria a ascender aos céus. Quando o imperador rumava para o céu montado no dragão, alguns dos seus cortesãos agarraram-se à calda do animal. O dragão, porém, sacudiu o rabo e deixou todos para trás. Essa é a eterna lição da vida: não se pode pegar carona na realização imortal de outros. O Elixir Imortal tem de ser gerado pela própria pessoa.

Essa lenda do Imperador Amarelo simboliza o desenvolvimento duplo da ciência médica e do xamanismo. Essas duas vertentes se entrelaçam como duas serpentes, dando origem ao desenvolvimento posterior da prática de cura taoísta e da alquimia.

Na arena histórica, o Primeiro Imperador, Qin Shihuangdi (r. 221—206 a.C.), que conquistou os outros sete reinos e unificou o império chinês, tentou imitar o feito mítico de imortalidade do Imperador Amarelo. Não era de admirar. Depois de se conquistar o mundo, o único objetivo que resta é a imortalidade. Inicialmente, o imperador Qin enviou quinhentos meninos e meninas, acompanhados por um mestre taoísta, aos mares orientais em busca do Elixir da Imortalidade. Infelizmente, eles nunca retornaram. Depois de várias tentativas fracassadas de alcançar a imortalidade, o imperador Qin foi até a montanha Tai Shan para reencenar a ascensão celestial do Imperador Amarelo. No fundo, ele esperava passar por uma profunda transformação no pico da montanha Tai Shan, talvez até mesmo encontrar alguns imortais. Mas além de ficar encharcado por uma tempestade repentina, o imperador voltou de mãos vazias. Depois disso, inconsolável, o imperador Qin voltou a sua atenção para projetos mais mundanos, inclusive a construção da Grande Muralha da China e seu vasto paraíso subterrâneo. Levou quase vinte anos para terminar os dois projetos, que se transformaram num legado duradouro. Seu paraíso subterrâneo mais tarde se tornaria um repositório de tesouros arqueológicos. Em sua tumba foram encontrados um exército de soldados de barro, cavaleiros e textos alquimistas. O Primeiro Imperador morreu aos cinqüenta e dois anos de idade, e seu império entrou em colapso dez anos após a sua morte. Mas a busca da imortalidade tornou-se a principal aspiração de todos os imperadores que o sucederam.

Num dos textos alquímicos dos sons de cura taoístas desenterrados da sua tumba, os fragmentos mostravam claramente figuras desenhadas em diferentes posturas de qigong, junto com inscrições de diferentes sons usados para curar doenças. Esses fragmentos são os primeiros indícios de que os sons eram usados com fins de cura. Outras indicações podem ser encontradas nos textos de Chuang Tze (250 a.C.), como, por exemplo, a citação: "Algumas pessoas expiram com o som de CHU e inspiram com o som de REI para estimular o fluxo de energia ou qi."[2]

A maioria das práticas espirituais na China integra os sons de cura. Durante o desenvolvimento posterior do budismo, os sons de cura eram incorporados como parte do processo meditativo da seita budista Ten-tai para acalmar a mente: "se um praticante de meditação sentir alguma vez uma sensação intensa de calor interno, deve abrir a boca e expirar com o som de RO até que o calor se dissipe."[3] A enciclopédia de acupuntura da dinastia Ming, *The Complete Work on Acupuncture*, orientava o acupuntor a usar os sons de cura para harmonizar o seu qi antes de tratar os pacientes: "se um acupuntor conseguir centrar o seu qi com os seis sons de cura, a recuperação do paciente será mais rápida e o tratamento será mais benéfico em termos energéticos."[4]

Segundo as tradições chinesas de cura, o estado de energia, ou qi, do agente de cura é essencial, sobretudo para o acupuntor. A inserção de agulhas no paciente transporta o qi do médico para o paciente e vice-versa. Em meu estágio na Universidade de Medicina Tradicional Chinesa de Cantão, se uma residente estivesse grávida ela era aconselhada a não tratar pacientes com acupuntura, para não esgotar o seu próprio qi e, dessa forma, deixar o feto subnutrido.

Recomendações preliminares para a prática dos sons de cura

Os sons de cura do qigong são uma prática de saúde segura e eficaz para quase todos. E escrevi este livro tendo em mente o iniciante. De modo geral, os sons de cura devem ser exercitados para fortalecer a respiração e o fluxo de energia, ou qi. Embora não seja preciso exercitar todos esses sons, primeiro os iniciantes devem

22 QIGONG TAOÍSTA PARA SAÚDE E VITALIDADE

ler todo o livro, que está organizado de acordo com a seqüência natural dos órgãos: fígado, coração, baço, pulmões, rins e triplo aquecedor. Não tente tratar nenhuma doença específica com os sons de cura mais óbvios. Por exemplo, uma pessoa com um problema cardíaco é aconselhada a não praticar apenas os sons de cura para o coração. Segundo os princípios de cura taoístas, uma doença cardíaca representa fogo enfraquecido, estado que pode ser causado pelo mau funcionamento de outro órgão. Nesse caso, para se obter os melhores resultados é preciso exercitar todos os seis sons de cura.

Quando terminar de ler o livro e estiver familiarizado com a seqüência dos sons de cura, você poderá escolher determinado som para exercitar, a fim de descobrir os seus mecanismos de cura mais profundos. Os sons vão lhe proporcionar um conhecimento íntimo do seu corpo e de seus mecanismos. Afinal de contas, os sons de cura saem de dentro de você, do âmago do seu ser. Ouça os sons e eles lhe revelarão os segredos do seu corpo. Depois de um longo período de treinamento, você vai escolher naturalmente os seus sons de cura preferidos. Essa é uma ótima forma de se descobrir. O início da jornada xamanística é a revelação da nossa sabedoria intuitiva.

Praticando diariamente, você perceberá o timbre e a tonalidade do som. Aos poucos, os seus seios nasais vão se abrir, os sons vão adquirir uma qualidade harmoniosa semelhante à de uma flauta. Uma boa forma de conferir a sua compreensão consiste em gravar uma fita com as sessões de treinamento e depois ouvi-la para tentar identificar algum vestígio de tensão nos sons.

Os seis sons de cura são apenas uma forma simples de descobrir a gama infinita de sons e cura. À medida que apurar a sua sensibilidade, você perceberá que emite constantemente sons de cura não-verbais no dia-a-dia. Preste atenção na forma como esses sons ajudam a equilibrá-lo.

Na sociedade excessivamente verbal em que vivemos, muitas vezes negligenciamos a beleza dos sons não-verbais. Música *versus* ruídos, palavras *versus* insensatez nada mais são do que julgamento e condicionamento da mente. Abandone o hábito de criticar e classificar em categorias e todos os ruídos se tornarão musicais; todos os sons não-verbais evocarão emoções profundas.

Durante um retiro para meditação solitária numa cabana em Vermont, ouvi claramente o som suave das ondas do oceano no meio da noite. De manhã, descobri que o som tranqüilizador das ondas que ouvira durante a noite era o barulho dos caminhões que desciam a rodovia. Morando em Nova York, eu sempre me irritava com o barulho do tráfego. Mas todos os sons podem ser tranqüilizadores, dependendo do estado de espírito da pessoa. Da mesma forma, a prática dos sons de cura a princípio pode parecer estranha e desconfortável, mas com esforço e dedicação aos poucos os sons evocam uma resposta profunda dentro de nós. Nossos órgãos começam a ressoar com essa voz primordial dos nossos ancestrais. Distorcendo levemente as palavras de Gênesis, "No início, antes da palavra, que haja Som".

Minha experiência em Vermont lembrou-me uma gafe que cometi. Como presente de aniversário dos oitenta anos do meu mestre, seus discípulos decidiram instalar janelas de folhas duplas em seu apartamento, que dava para as ruas barulhentas e agitadas de Chinatown. Às vezes os sons metálicos ásperos e dissonantes do tráfego eram tão fortes que quase não podíamos ouvir suas palavras. E como o prédio ficava perto de um corpo de bombeiros, era comum o barulho de sirenes dos carros de bombeiro.

Meu mestre balançou a cabeça e riu.

"Levou dez anos para que eu conseguisse transformar o som das sirenes em linhas luminosas e em curvas sinuosas durante o sonho. Obrigado pela consideração, mas aprendi a gostar das sirenes!"

Uma estrofe da meditação do bodhisattva Kuan Yin me veio à mente:

Quando se entra no fluxo dos sons, o ruído é esquecido e há quiescência.
Nesse estado não há som nem silêncio, não há movimento nem inércia.[5]

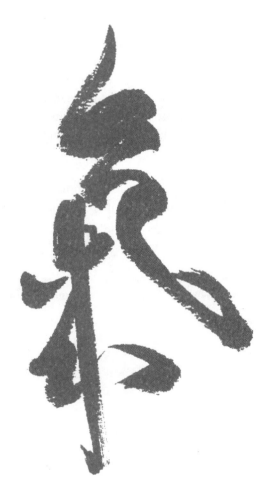

Qi, a fonte da vida

Em chinês, *qi* (pronuncia-se *chi*) significa "respiração" e é traduzido com freqüência como "energia". Qi é a força da vida que constitui a substância básica de todas as coisas. O pictograma chinês de *qi* apresenta a imagem de um vapor delicado que emana de uma infusão em fermentação, transformando a sopa de grãos comuns num caldo inebriante. Esse é o princípio da alquimia. O processo de fermentação, cozimento e transmutação de matéria comum em espírito e imortalidade está no cerne da prática taoísta.

1

INTRODUÇÃO AOS SONS DE CURA TAOÍSTAS

Para curar com sons: eu canto a eletricidade do corpo

Deixe o corpo retornar ao corpo,

Deixe a mente retornar à mente,

Deixe o ser retornar ao ser

Deixe a respiração retornar à respiração,

Deixe que todas as coisas retornem a si mesmas.

Todos os esforços chegam ao fim.

A consciência emerge como um céu azul.

Ser consciente não tem ego,

Ser consciente não tem começo,

Ser consciente é atemporal.

Num único momento de consciência,
todo o universo é despertado.

EM MOMENTOS DE *STRESS* ou de doença, emitimos sons espontâneos que parecem curar a nossa mágoa e estancar a dor. Quando caímos, gritamos "Ai!". Quando uma mãe segura o bebê, começa a murmurar palavras amorosas. Quando um paciente está com febre alta, emite naturalmente um tipo de gemido suave, "hey, hey", para liberar o calor excessivo. Como bons observadores da natureza, os taoístas descobriram uma ligação entre os sons e a cura. Conseqüentemente, imitaram esses sons espontâneos e criaram um intricado sistema de seis sons de cura. Tradicionalmente, essa prática era chamada de Seis Respirações de Qi.

Para compreender o efeito terapêutico dos sons de cura, temos de recorrer aos sons que empregamos diariamente como única linguagem. Há muito as pessoas esqueceram como usar o poder original dos sons para curar, com exceção de uns poucos xamãs aborígines remanescentes que ainda entoam cânticos mágicos em seus rituais de cura para afastar a doença e os espíritos maus. Infelizmente a arte dos xamãs corre o risco de desaparecer, junto com seus hábitats pré-históricos, diante das pressões do progresso moderno.

Por sorte, duas práticas contemporâneas dos sons de cura sobrevivem. Trata-se do estudo dos mantras do ioga e dos seis sons de cura da alquimia taoísta. Esses dois sistemas são como duas correntes que nasceram de uma única fonte milenar, mas que desenvolveram seus próprios ensinamentos acerca da inter-relação entre os órgãos e os sons de cura.

O mantra universal do ioga, AUM, consiste em três sons que correspondem ao corpo físico (A), à alma (U) e ao espírito (M). O mantra afeta o nosso ser por meio do próprio som, do significado das palavras, da imagem mental e do "espírito" do mantra.

Paralelamente ao uso de mantras, a tradição de cura taoísta, que data de 200 a.C., se expande para abarcar os efeitos terapêuticos e físicos dos sons sobre os órgãos. Os seis sons de cura correspondem aos órgãos do corpo humano: XU para o fígado; HO para o coração; FU para o fígado; XI para os pulmões; CHU para os rins; e HEY para o triplo aquecedor. Os três principais efeitos terapêuticos dos sons de cura são harmonizar os órgãos, abrir a garganta e aumentar o fluxo de oxigênio para a corrente sangüínea e aumentar o fluxo de energia, ou qi.

Os sons de cura também têm diversos efeitos curativos:

- Por intermédio da garganta e do esôfago, os sons de cura liberam o calor excessivo e as toxinas dos órgãos.
- Pelos movimentos da boca e da língua, a ressonância dos sons estimula a movimentação interna dos órgãos.
- Pela coordenação dos movimentos físicos com os sons, os sons de cura permitem que a pessoa recupere a liberdade natural ao respirar.

A liberação do calor excessivo resfria os órgãos, enquanto as vibrações dos sons estimulam o seu funcionamento. Ao recuperarmos a respiração livre espontânea, abandonamos o hábito de respirar de forma restrita, aumentando, assim, o volume de oxigênio na corrente sangüínea.

O sistema orgânico chinês não abrange apenas os órgãos físicos. Por exemplo, o coração não é meramente uma bomba, mas a morada da consciência, um órgão que desempenha uma função geral no sistema nervoso. O baço não é responsável apenas pelo sistema digestivo, mas também pelo controle e pelo efeito do sistema muscular do corpo humano. A inter-relação entre os órgãos e os sistemas, nervoso, endócrino, músculo esquelético e imunológico é a característica distinta da medicina tradicional chinesa, cujos princípios empregados para o tratamento das doenças foram amplamente aceitos nos Estados Unidos e na Europa.

A prática dos seis sons de cura atua como um mecanismo que desencadeia o equilíbrio dos órgãos e lida indiretamente com os outros sistemas do corpo humano.

Histórias de cura

As histórias apresentadas a seguir ilustram o poder que o som tem de curar doenças graves. É importante observar que em ambos os casos o paciente foi tratado por um agente de cura competente habilitado em qigong.

O primeiro caso diz respeito a dois famosos mestres de qigong de Pequim: mestre Yan e mestre Wong. Na época, mestre Yan era um jovem de trinta e poucos anos que realizava curas projetando o seu qi para os doentes. Mestre Wong era um praticante de artes marciais que tinha um qi muito forte e que também conseguia realizar curas e aliviar os sintomas dos pacientes simplesmente tocando as áreas afetadas com a palma da mão.

Certo dia, mestre Yan foi informado que mestre Wong estava com um tumor na garganta. Como o tumor estava situado muito próximo a grande artéria, era inoperável. Por esse motivo, o mestre Wong pediu ajuda ao mestre Yan, que ficou um pouco surpreso, pois sabia que os mestres de qigong eram capazes de projetar o qi para combater tumores, e se perguntava por que o mestre Wong não podia efetuar a própria cura.

Mestre Yan foi à casa de mestre Wong e, depois de tomar uma xícara de chá, deu início ao tratamento. Colocou a palma da mão no pescoço do amigo e pediu que ele chorasse. Praticante de artes marciais durão, Wong respondeu: — Jamais choro! Apenas sangro!

Então o próprio Yan começou a chorar, emitindo os sons "boo-hoo-hoo". Chorou durante cinco minutos, depois retirou a mão do pescoço do mestre Wong e foi embora. Mestre Wong achou mestre Yan um sujeito bem estranho.

Depois de uma semana, mestre Wong foi visitar mestre Yan. Nesse espaço de tempo, seu tumor tinha regredido para a metade do tamanho anterior.

Mestre Wong disse: — Não sei o que você fez, mas graças a você o meu tumor ficou reduzido à metade. Como posso fazer com que ele desapareça de vez?

— Chore todos os dias, até ele sumir por completo, respondeu o mestre Yan.

— Por que eu deveria chorar? Isso não faz o menor sentido. Eu nunca chorei na minha vida, nem mesmo quando fui espancado durante a Revolução Cultural. Eu não ia dar a eles a satisfação de saber que eu estava sentindo dor — gritou Wong.

— Ah ha! — replicou mestre Yan. — Essa é exatamente a causa do seu tumor. Você reteve o qi da raiva no pescoço, e agora ele fez com que as células crescessem e se transformassem em tumor. Em minha última visita, assim que toquei no seu pescoço eu senti essa incrível necessidade de chorar, de gritar. Como você não ia chorar, tive de chorar por você, caso contrário eu mesmo teria ficado muito doente. Ao chorar por você, consegui reduzir o seu qi bloqueado pela metade. Agora você tem de fazer o resto sozinho. Não é preciso chorar literalmente — apenas emitir o som de cura HO durante cinco minutos todos os dias, e o seu tumor desaparecerá por completo.

Mestre Wong seguiu as instruções de Mestre Yan, e depois de um mês o tumor havia desaparecido. Essa história nos mostra que algumas vezes os sons de cura se baseiam nos sons que emitimos naturalmente — nesse caso, o som do choro — para liberar antigos traumas.

A segunda história é um relato pessoal, sobre algo que ocorreu quando eu estava na China fazendo residência num hospital de medicina tradicional chinesa. Certo dia, atendi uma gestante na clínica obstétrica cujo feto havia morrido. Ela foi aconselhada a permanecer no hospital para a remoção do feto, mas se recusou, dizendo que preferia dar à luz naturalmente o feto morto. Antes que ela deixasse a clínica, eu lhe dei o meu número de telefone no hospital e pedi que me ligasse se tivesse sangramento intenso.

No meio da noite, acordei com o toque do telefone. Do outro lado da linha estava a paciente da clínica, chorando histericamente e dizendo que estava sangrando sem parar. A primeira coisa que me ocorreu foi falar para ela chamar uma ambulância, mas ela disse que só haveria ambulância disponível pela manhã. Assim, às 3 horas da manhã peguei a minha bicicleta e pedalei furiosamente até o apartamento dela. O marido estava trabalhando e uma parente lhe fazia companhia. Quando entrei, notei imediatamente o cheiro cítrico de sangue e o pânico que tomava conta do ambiente. A mulher tinha perdido uma grande quantidade de sangue, e sua pulsação era quase imperceptível. Fiquei preocupado que ela pudesse entrar em choque.

Decidi tentar estancar a hemorragia aplicando acupuntura a vários pontos do seu corpo. Depois de inserir algumas agulhas, o sangramento diminuiu, mas seu corpo começou a tremer todo. Fiquei com o coração na mão, pois esse era um sinal de que ela poderia entrar em choque. Desesperado, de repente eu me lembrei do que o meu mestre de qigong me dissera sobre o uso dos sons de cura para ajudar o qi do paciente a fluir. Coloquei a palma da mão delicadamente na testa da mulher e comecei a entoar o ciclo dos sons de cura: XU, HO, FU, XI, CHU, HEY. Devo ter cantado por uns vinte minutos, e aos poucos o tremor diminuiu e, por fim, parou. Depois disso, ela caiu em sono profundo. Sentei-me ao seu lado e a observei por uma hora. De repente, compreendi claramente que o meu destino, a minha missão nesta vida, era usar a terapia do qigong para curar. Curiosamente, nesse mesmo momento a mulher sorriu em seu sono.

Passei o resto da noite dormindo no sofá. Pela manhã, minha paciente deu à luz naturalmente um natimorto. Por um momento, em silêncio, olhamos a minúscula figura vermelha enrolada como uma folha desintegrada. Como um chuvisco de verão, minha paciente começou a chorar baixinho. Só então ela finalmente teve energia para chorar.

Os sons viscerais espontâneos que emitimos nos momentos de trauma, de dor ou sofrimento se fundiram ao longo de milhares de anos em seis sons de cura simples. Cada um deles, na sua forma atual, tem suas propriedades especiais e sua freqüência de cura para tratar de determinadas doenças. Entretanto, nos dois casos acima, podemos dizer que o som de cura específico foi tão importante quanto o tom de voz tranqüilizador do agente de cura. Será que isso teria servido de ponte entre a intenção do agente de cura e a necessidade do paciente? Talvez o simples fato de ouvir um médico cantar para aliviar a dor constitua uma das causas da cura.

2
MACROCOSMO E MICROCOSMO

Conceitos taoístas de saúde e tratamento

Quando um taoísta olha a Lua e o Sol,
Reflete a luz em seus olhos.
Quando olha o rio,
Sente o sangue correr pelas suas veias.

O que está fora de nós — todo o universo —
Está mapeado dentro de nós, o pequeno universo do eu.

Parceria cósmica

O CONCEITO GRANDIOSO de parceria taoísta abrange os três domínios celeste, humano e terreno. Nessa visão ampla, o taoísta se vê como o parceiro que faz a integração do céu e da terra. Os seres humanos são o fio condutor da energia entre o céu e a terra. Sem a força estabilizadora dos seres humanos, o mundo como o conhecemos entraria em colapso. Em épocas de seca, terremoto e inundação, o taoísta procura na esfera humana a fonte da desarmonia no ambiente natural.

Só no século 21 os seres humanos perceberam o efeito que exercem, por exemplo, na produção de gases que alteram a atmosfera terrestre. Num modelo computadorizado de mudança atmosférica, um pesquisador do Instituto de Tecnologia de Massachusetts (M.I.T) descobriu que até mesmo o menor desvio de força (como o simples bater de asas de uma borboleta) criará, com o tempo, mudanças significativas no padrão meteorológico.

A grande parceria da humanidade com o cosmo é o contexto fundamental do taoísmo e de todas as outras práticas xamanistas. Um aluno uma vez me perguntou, de brincadeira, qual seria a sua contribuição ao mundo se ele simplesmente se sentasse numa caverna e ficasse olhando o próprio umbigo. Isso dependeria do grau de profundidade desse olhar! Uma única consciência que alcança liberação e liberdade está em fusão perfeita com a ordem cósmica. Mesmo em total isolamento, essa consciência servirá como uma pedra preciosa rara, um cristal que reúne em si as forças cósmicas e as reflete para todo o mundo.

A visão grandiosa de realização taoísta é a seguinte: liberdade perfeita em fusão perfeita com a ordem cósmica.

Conceito de saúde taoísta

> Saúde é o fluxo livre de qi/energia entre os órgãos, os meridianos e todos os poros do corpo.
>
> Imagine uma árvore saudável — sua seiva deve correr livremente para suprir todas as suas partes com energia — flores, folhas e galhos.

Doença é o bloqueio e a estagnação do fluxo de qi no corpo humano. Imagine um rio poluído entulhado de latas de cerveja e lixo — os peixes não sobreviveriam nem ficariam saudáveis nessa água estagnada. Qual é o significado do qi? Não existe uma tradução literal, mas uma tradução aproximada seria respiração, ar, gás ou energia. O equivalente do qi no ioga é *prana*, em polinésio e havaiano é *mana* e, em latim, *spiritus*. Existem diversos tipos de qi, como qi da terra, qi do céu ou qi dos alimentos. Há também um tipo de qi para cada órgão, específico para as suas propriedades funcionais. Portanto, no caso dos sons de cura, a prioridade consiste em trabalhar com o qi de cada um dos seis órgãos principais.

Para o taoísta, todo órgão — coração, pulmões, fígado, baço, rins — apresenta três características:

1. Cada órgão tem uma capacidade especial. O coração, por exemplo, além de ser uma simples bomba que faz o sangue circular, é a morada da consciência e da percepção. Muitos discípulos iniciantes tendem a confundir o coração físi-

co com o conceito taoísta de coração, que abrange bem mais do que um mero órgão físico. Nesse caso, deve-se considerar o coração como parte do sistema nervoso visceral — o sistema nervoso do "sentimento visceral", ou instinto. A angústia de Romeu em relação a Julieta bate com o conceito taoísta de coração como morada da consciência e da percepção.

2. Cada órgão contribui com substâncias exclusivas para a corrente do qi, o meio energético geral do organismo. Por exemplo, o coração fornece fogo e calor à corrente de qi. Os rins fornecem o elemento resfriador da água.

3. Cada órgão aplica uma força diferente na direção e no fluxo de energia e de nutrientes do corpo humano. Por exemplo, os pulmões têm uma capacidade de exercer força descendente. Essa força empurra o fluxo de líquido e de sangue para baixo. O seu movimento é contração e expansão.

O quadro abaixo descreve algumas das principais funções, qualidades e movimentos dos órgãos.

Órgão	Capacidade especial	Substância exclusiva	Fluxo orgânico
Fígado	Desintoxica e limpa o sangue e estabelece uma conexão entre as diferentes partes do corpo	Fornece tensão e força, a infra-estrutura do corpo humano	Imprime um fluxo ascendente e faz com que o qi e o sangue sejam distribuídos para todo o corpo
Coração	É a consciência, a morada do espírito numinoso	Fornece fogo e calor internos	Gera um movimento em espiral e giratório no fluxo de sangue e de qi
Baço	Armazena energia nutritiva e absorve a umidade excessiva do organismo	Transforma os alimentos em substância nutritiva e qi e os transfere para os pulmões para que sejam distribuídos	Transporta os nutrientes para cima, para os pulmões, e elimina os dejetos para baixo, para o intestino grosso

Órgão	Capacidade especial	Substância exclusiva	Fluxo orgânico
Pulmões	Protegem todos os órgãos que estão sob eles	Fornecem elementos refrigeradores e mantêm a homeostase no organismo	Imprimem um movimento descendente de qi e líquidos para o organismo
Rins	Armazenam essência sexual/ força da vida e hormônios endócrinos	Distribuem umidade e a água que torna possível a vida	Imprimem um movimento centrípeto aos líquidos e ao qi

Os taoístas acham que uma pessoa saudável
Viverá até cento e vinte anos.
A morte prematura se deve à degeneração dos órgãos.
Muitas pessoas se consideram velhas aos oitenta anos.
Os mestres taoístas encaram esse envelhecimento precoce como degeneração lenta e doença crônica.

A origem da doença: Como evitar os extremos

O que acontece quando temos alguma coisa de mais ou de menos? Por exemplo, uma criança que adora doces vai dizer: "Hum, se com duas colheres de açúcar o meu chocolate quente fica bom — como ficaria com dez colheres?" Será que o chocolate quente vai ficar dez vezes melhor? Não, vai ficar grosso demais. Quando há uma saturação dessas no organismo, segundo a medicina tradicional chinesa, sobrevém a doença. Diante de uma quantidade insuficiente de líquido, ocorre um quadro chamado secura tóxica (a voz pode parecer sensual, pois fica mais baixa e mais rouca).

Por outro lado, pode-se ter uma quantidade insuficiente de um dos ingredientes. Éramos seis pessoas em minha casa; algumas vezes tínhamos de dividir uma xícara de chocolate em seis partes. Tínhamos uma colher cheia de chocolate para seis xícaras de água. O que você acha que acontecia com o chocolate? Ficava muito ralo, porque tinha líquido demais. Quando essa diluição acontece no organismo, temos um quadro chamado umidade tóxica. Na terminologia ocidental chama-se edema, retenção de líquidos. A umidade tóxica drena a vitalidade e o fogo do organismo; um paciente com esse quadro tende a ficar cansado e exausto. Segundo o sistema terapêutico taoísta, a umidade aquosa combateu o fogo da vitalidade.

Para os taoístas, o excesso constitui uma das principais causas de lesão dos órgãos. O consumo exagerado de alimentos, de gorduras e açúcar gera uma quantidade excessiva de muco e fleuma nos vasos sangüíneos — como o acúmulo de gordura num ralo. No final, a artéria endurece e o fluxo de sangue e qi fica estagnado. Os chineses chamam esse bloqueio de fleuma ou muco e, segundo a medicina tradicional chinesa, essa é a principal causa de muitos tipos de câncer. Assim, por exemplo, quando os pulmões estão estagnados por causa do excesso e do acúmulo contínuo de fleuma, eles começam a se transformar numa substância dura como pedra e ocorre o que os chineses chamam de *amjing* (literalmente, "duro como pedra"), ou câncer. A alimentação deficiente e a inanição — o extremo oposto — obviamente enfraquecerão o organismo, tornando-o suscetível a doenças e à perda óssea. A ingestão excessiva de bebida alcoólica — que tem uma natureza ardente — endurece e queima o fígado, que tem de trabalhar mais tempo para neutralizar o fogo da corrente sangüínea. Emoções e prazeres intensos prejudicam o coração; prazer e excitação, oriundos de fatos naturais ou proporcionados por drogas, sobrecarregam os sistemas cardiovascular e nervoso. Um estilo de vida caracterizado por excessos causa a degeneração dos órgãos, que perdem a capacidade de manter o organismo saudável e a homeostase interna. Alguns exemplos dos resultados desses excessos são:

- Perda da capacidade característica do órgão. Por exemplo, o coração pode ficar estagnado, causando apatia e depressão.
- Aumento ou esgotamento da substância do órgão. Quando o rim é drenado da sua essência refrescante, a pessoa fica superaquecida e agitada.
- Movimento caótico e anormal dos órgãos. Se o coração entrar em movimento caótico vai produzir arritmia cardíaca, que pode acarretar sérias lesões e causar infarto.
- Superaquecimento dos órgãos. O aquecimento excessivo do fígado em decorrência de consumo exagerado de álcool leva ao endurecimento desse órgão.
- Resfriamento dos órgãos. O resfriamento excessivo do estômago por causa de consumo exagerado de bebidas geladas e sorvete causa indigestão geral e incapacidade de absorver os nutrientes dos alimentos.

36 QIGONG TAOÍSTA PARA SAÚDE E VITALIDADE

Os quadros a seguir apresentam algumas das principais patologias e disfunções causadas por diversos tipos de excesso e deficiência:

Órgão	Excesso	Disfunção
Fígado	De bebida alcoólica, de drogas e de raiva	Queima e endurecimento do fígado; tremores incontroláveis
Coração	De emoções, excitação e stress mental	Infarto, arritmia, esgotamento emocional
Baço	De stress, preocupação e reflexão	Problemas digestivos crônicos, incapacidade de absorver nutrientes, falta de iniciativa, incapacidade de tomar decisões
Pulmões	De sofrimento e tristeza ou sofrimento prolongado	Deficiência imunológica, asma e outros problemas respiratórios
Rins	De medo e ansiedade extremos ou crônicos e excesso de relações sexuais	Envelhecimento precoce, impotência, menopausa precoce, problemas de reprodução

Qualquer perturbação da via intrínseca da corrente de qi aos poucos vai esgotar os nutrientes do organismo, levando-o ao declínio e à degeneração.

Uma vez um paciente perguntou ao meu professor: — Doutor, qual é a alimentação ideal?

— Sem exageros — respondeu ele. Em outras palavras, não coma nenhum tipo de comida em quantidade excessiva. Faz mal comer muito pão, açúcar ou carne. Além disso, em vez de se empanturrar de uma só vez numa farta refeição, é mais saudável fazer refeições menores. Que maravilha, o segredo da alimentação resumido nessas duas palavras: Sem exageros.

Órgão	Deficiências	Disfunções
Fígado	Infecções hepáticas crônicas, fadiga após exercício físico extenuante; falta de hormônios sexuais	Insônia, pesadelos recorrentes, tinido auditivo, dormência nos membros, sintomas de menopausa
Coração	Bloqueio ou deficiência de fluxo sangüíneo para o coração, trauma psicológico profundo — como no caso de vítimas de maus-tratos infantis e abuso sexual	Dor no peito, língua roxa, unhas quebradiças, dedos dos pés e das mãos frios, ataques de pânico, transtornos mentais, baixa auto-estima
Baço	Desnutrição, grande perda de sangue decorrente de menstruação anormal, cirurgia ou hemorragia interna	Voz fraca, problemas de cicatrização, incapacidade de se recuperar de doenças. Fraqueza muscular e intestino solto com fezes aquosas
Pulmões	Infecções pulmonares crônicas, inalação de vapores tóxicos, tabagismo, exposição prolongada a temperaturas frias e úmidas	Líquido nos pulmões, falta de ar, tosse seca, edema, incapacidade de organizar as atividades diárias
Rins	Stress mental, físico ou ambiental crônico, infecções do trato urinário ou renais, parto prematuro, desnutrição neonatal	Fadiga crônica, dentes frouxos, sangramento de gengiva, lombalgia e/ou dor nos joelhos, micção freqüente, sudorese noturna, queda de cabelo, diarréia matinal

O princípio terapêutico dos sons de cura do qigong consiste em promover a homeostase dos órgãos acometidos por excesso ou deficiência. É como consertar um termostato enguiçado. Nesse caso, a casa fica ou quente demais ou fria demais. Ao praticar os sons de cura, despertamos novamente os nossos sensores internos e o nosso sistema de retroalimentação, restaurando, assim, a saúde e o equilíbrio dos órgãos.[1]

Rejuvenescimento e regeneração

Para os taoístas, a cura é fundamentalmente um processo de regeneração, cujo objetivo é restaurar o fluxo normal do qi e a harmonia dos órgãos. Uma vez restabelecido o equilíbrio interno e a homeostase dos órgãos, a saúde é recuperada.

Os seis sons de cura taoístas constituem um método para restaurar o fluxo de qi dos órgãos e devolvê-lo ao seu estado original. Esse objetivo é alcançado por meio dos seguintes componentes do processo de seis sons de cura do qigong:

- Meditação para cada órgão
- Som orgânico individual para repercutir no órgão
- Movimento para aumentar a liberdade da respiração e o fluxo do qi

Esses três componentes são como três fios de linha colorida. Ao entrelaçá-los na prática singular dos seis sons de cura do qigong, podemos recuperar a força da vida e até mesmo rejuvenescer como o lendário alquimista Merlin.[2]

Ritual alquímico: princípios taoístas de saúde e tratamento

— Sou uma mulher simples. Não consigo lidar com todo esse aprendizado acadêmico e intelectual! — disse-me uma de minhas alunas.

— Então apenas prepare uma xícara de chocolate — respondi.

Os princípios taoístas dos mecanismos corporais são tão simples quanto preparar uma boa xícara de chocolate quente. Se você sabe preparar uma, conhece a base da cura. Para compreender a relação dos mecanismos internos do corpo humano, criamos um paradigma do corpo e dos órgãos internos, e o ilustramos como um processo dinâmico que denominamos ritual alquímico para preparar uma xícara de chocolate quente, minha bebida preferida.

Alquimia nada mais é do que transmutar a força de vida interior de modo que ela fique saborosa. Ao provar a sua própria força de vida, aposto que algumas pessoas vão descobrir que a sua vida está quente demais, condimentada demais ou salgada demais. Ou, algumas vezes, temos condimentos de mais e caldo básico de menos — gestos bons de mais e respostas compassivas de menos — mas não notamos que está faltando alguma coisa.

Uma vez ensinei uma aluna a preparar o velho e bom caldo de galinha para aliviar os sintomas da gripe. Eu lhe disse: — Coloque 250 g de pedaços de frango, meia raiz de gengibre e meio maço de cebolinha numa panela e deixe ferver por vinte minutos. — Naquela mesma noite, ela me telefonou.

Ela disse: — O que aconteceu com sua receita? Coloquei todos os ingredientes numa panela e cozinhei por vinte minutos, mas ficou sem caldo. Não sei o que fiz de errado.

Eu respondi: — Bem, eu lhe disse para colocar frango, gengibre e cebolinha; mas que quantidade de água você acrescentou?

Então ela perguntou: — Que água?

Ela não tinha colocado água na panela. Sem água não tem caldo de galinha. Presumindo que ela soubesse o básico, não inclui água na receita. Da mesma forma, uma pessoa pode não perceber que um ingrediente simples e óbvio está faltando em sua vida, embora isso possa parecer bastante evidente para outros. Um ingrediente que geralmente falta na vida é atenção consciente nas ações do dia-a-dia. Estar consciente é tão essencial quanto água para fazer um caldo de galinha.

Para preparar uma xícara de chocolate quente de forma consciente, é preciso conhecer a geografia interna do ritual alquímico, como mostra a ilustração abaixo.

COMO PREPARAR UMA XÍCARA DE CHOCOLATE QUENTE

Nesse ritual alquímico de chocolate, criamos uma representação visual dos órgãos do corpo humano. Os diversos recipientes são os órgãos internos, e o líquido que está sendo posto em circulação é a nossa essência, a nossa energia vital, o nosso qi. Essa força de vida, o qi, está circulando entre os diversos órgãos — passando de um órgão para outro para ser transformado e enriquecido, a fim de que possa ser absorvido pelo organismo.

A água é despejada da tigela de madeira, o fígado, para ser aquecida pelo fogo do coração. Essa água energizada tem a capacidade de dissolver o chocolate em pó para que o baço possa armazenar os nutrientes. Pelo delicado revolver da água, o chocolate em pó é dissolvido no recipiente seguinte, a tigela leitosa prateada dos pulmões.

O leite acrescentado refresca e enriquece o sabor do chocolate. Depois disso, ele é despejado no bule preto do rim para ser distribuído em três xícaras pequenas. As três xicrinhas representam o triplo aquecedor — superior, inferior e intermediário.

40 QIGONG TAOÍSTA PARA SAÚDE E VITALIDADE

Nesse ritual alquímico, se faltar algum item, o chocolate não ficará muito bom. É como um estado de leve desarmonia; na medicina tradicional chinesa, desarmonia é sinônimo de doença.

Por exemplo, se o fogo do coração não estiver suficientemente forte para aquecer a água oriunda do fígado, o chocolate não vai derreter e o chocolate quente ficará empelotado. Isso vai produzir uma sensação geral de congestão. Para que a energia flua abertamente, o fogo do coração precisa estar livre e com uma chama forte. Dessa forma é possível preparar um chocolate quente gostoso e cremoso e ter uma sensação de alegria que emana de dentro para fora.

Por que a tigela de madeira representa o fígado? O fígado está associado às qualidades de crescimento e conexão, assim como a madeira. A vela com a chama é o coração, o fogo. A tigela amarela é o baço, que armazena as guloseimas que ele gosta de comer, o chocolate em pó. A tigela de prata representa o pulmão. Ela contém o leite frio e rico. Alguns de nós temos uma quantidade excessiva desse ingrediente, e o expelimos em forma de muco pela tosse — de coloração branca. Quando está fermentado como iogurte, ele fica amarelo: bronquite.

O quinto recipiente é o rim, representado pelo bule preto de ferro. O bule é totalmente fechado, com apenas um bico para despejar o seu conteúdo. Isso permite a distribuição do líquido no último recipiente, as três xícaras que representam o triplo aquecedor, uma para cada parte do corpo (superior, intermediária e inferior).

Cada um dos sons de cura corresponde a um determinado órgão e será explicado em detalhes nos próximos capítulos.

O quadro abaixo resume os elementos e as características dos órgãos.

Órgão/Som	Elemento	Função
Fígado/XU	Madeira	Conexão
Coração/HO	Fogo	Aquecimento, consciência
Baço/FU	Terra	Armazenamento
Pulmões/XI	Metal	Resfriamento
Rim/CHU	Água	Distribuição
Triplo aquecedor/HEY	Fogo quimérico	Circulação linfática

MEDITAÇÃO ALQUÍMICA: COMO PREPARAR
UMA XÍCARA DE CHOCOLATE INTERNAMENTE

Para que a pessoa tenha saúde é preciso que a energia interna passe de um recipiente para outro sem nenhum bloqueio, sem nenhum excesso e sem nenhuma interrupção no movimento dos órgãos. Segue uma meditação sobre o ritual alquímico para preparar um chocolate quente.

Esse processo alquímico de visualização pode ser feito praticamente em qualquer lugar — num trem ou num avião, ou até mesmo antes de começar um filme — contanto que seja um lugar seguro. É possível nutrir os órgãos internos com essa simples visualização.

Inspire e expire com os olhos fechados. Espere um instante e relaxe, liberando toda tensão interior. Deixe as mãos repousarem sobre o colo. Agora imagine que está segurando uma tigela de madeira com a mão direita — ela simboliza o seu fígado. Levante lentamente a mão direita até o nível do plexo solar. Você está segurando uma tigela cheia de água fresca e pura da fonte. Despeje a água aos pouquinhos na tigela do coração. Visualize o coração como um recipiente vermelho que está sendo aquecido por uma pequena chama dourada. Essa chama representa a função aquecedora do coração. Inspire e expire algumas vezes. Sinta uma sensação maravilhosa de alegria e calor que se irradia do seu coração, como se a água dentro dele estivesse sendo aquecida. Abaixe a mão direita com a palma voltada para baixo, para o lado esquerdo da caixa torácica, na região do estômago e do baço. Visualize a água aquecida do coração sendo delicadamente despejada na tigela amarela do baço, que já contém o chocolate em pó. Em seguida, faça uma leve fricção sobre o estômago com a palma direita, como se estivesse misturando os ingredientes para incorporá-los. Espere um momento e imagine o sabor doce do chocolate nutrindo o seu baço e o seu estômago. Inspire e sinta como o ar refrescante dos pulmões se espalha pelo baço como leite frio enriquecendo o chocolate. Coloque novamente a mão direita no colo com a palma voltada para cima. Visualize o chocolate sendo despejado no bule preto dos rins. Uma sensação de paz e tranqüilidade o invade, como uma névoa de uma manhã de verão. Por fim, visualize o chocolate se dispersando nas três regiões: umbigo, diafragma e parte superior do tórax. Ao levantar as mãos com as palmas unidas até essas três regiões, ofereça silenciosamente o chocolate, em cada nível, a todos os seres sencientes. Agora, tome um pouco de chocolate interno preparado por você. Está bom?

História de cura:
Batismo na montanha da Nuvem Branca

— Por que vocês dois não ficam aqui? Poderemos dormir todos na mesma cama — sugeriu minha mãe, apontando uma cama de casal na nossa velha casa na China. — Assim vocês economizariam o dinheiro do hotel.

Quando traduzi essas palavras para minha esposa, Janet, ela arregalou os olhos horrorizada. Descendente de europeus, não estava acostumada com a cultura chinesa, principalmente com a frugalidade das famílias.

— Nós não cabemos todos na mesma cama — respondeu ela educadamente.
— Não queremos incomodá-la, mãe. É melhor ficarmos no hotel — eu disse recusando o convite.

Depois que Janet e eu nos casamos, eu quis levá-la para a China para conhecer a casa onde eu tinha morado e visitar alguns parentes. Há mais de vinte anos eu não ia à China, desde que tinha emigrado para os Estados Unidos ainda pequeno. Obviamente era difícil manter uma viagem dessas em segredo. Quando soube, minha mãe se ofereceu para nos acompanhar e nos ajudar a encontrar os nossos parentes na China.

Depois de vinte horas de viagem de avião e trem e de recusar a oferta de dividir uma cama com minha mãe, Janet e eu finalmente desabamos no quarto de hotel chinês com ar-condicionado. Finalmente, estávamos a sós. Observando Janet dormir ao meu lado, de repente percebi que o que minha mãe estava tentando fazer: ensinar Janet a ser uma esposa chinesa econômica.

Certa vez minha mãe me contou uma coisa que minha avó lhe dissera: — Antigamente, a esposa só fazia uma refeição completa depois dos cinqüenta anos de idade. Primeiro ela servia a refeição para a família e, mais tarde, comia as sobras. Em meio a imagens inquietantes de mulheres desnutridas, caí no sono.

Na manhã seguinte, minha mãe chegou bem cedo com a nossa roupa usada — ela tinha lavado todas as peças na mão. Eu tinha certeza de que essa era outra lição de frugalidade. Depois do café, decidimos fazer um passeio turístico juntos. Nossa primeira parada foi a montanha da Nuvem Branca fora da cidade.

O mês de agosto em Cantão, quando a temperatura média girava em torno de 38 graus, era perigoso. Sob o sol quente, e com um nível de umidade tão elevado que parecia que estávamos sendo sufocados por um lenço molhado, subimos a tortuosa trilha da montanha. No meio da subida, já tínhamos tomado toda a água do cantil. Percebi que o rosto de Janet estava vermelho e que ela estava visivelmente morrendo de sede.

— Lembra-se de quando caminhamos pela Delancey Street, com camelôs exibindo barris de picles bem no meio do passeio? Eram os melhores picles da região — comentei, tentando desviar a atenção dela, preocupada com a sede.

— Lembro, era um dia quente, mas não tão quente quanto hoje. Aquelas conservas pareciam pequenos raios de sol. Eram doces e azedas ao mesmo tempo — respondeu Janet, começando a salivar.

— Depois da Segunda Guerra Mundial, seu pai e eu costumávamos carregar água para vender nessa mesma trilha. Nós nos levantávamos às três horas da manhã e subíamos cinco quilômetros com um grande balde de água. Era um ótimo negócio, mas um trabalho duro.

Minha mãe parecia imune à sede e ao cansaço. — Não há mais vendedores de água por aqui. As pessoas hoje em dia simplesmente são preguiçosas demais para ganhar a vida de maneira honesta — acrescentou ela.

Tentando abrandar a sede de Janet, continuei a desviar o assunto para comidas para fazê-la salivar, ou pelo menos fazê-la esquecer da sua garganta seca até chegarmos ao topo da montanha. Por sorte eu tinha lido uma antiga história de como um general chinês impediu que sua tropa morresse de sede. Ele dizia o tempo todo para os soldados que não muito distante de onde eles estavam havia um pomar de ameixeiras carregadas com ameixas suculentas. À medida que os soldados sonhavam com as ameixas, eles começavam a salivar. A própria saliva ajudou a aplacar a sede deles até finalmente chegarem a um riacho na montanha.

Quase esgotei minhas histórias de picles, salada de repolho e coisas do gênero quando, bem a tempo, chegamos ao platô da montanha da Nuvem Branca. Vejam só, aninhado sob uma velha figueira havia um poço de pedra verde-amarelada, o Poço dos Nove Dragões. É raro encontrar um poço desses no topo de uma montanha. Reza a lenda que um alquimista poderoso fizera o poço surgir como num passe de mágica no solo árido da montanha. A água do Poço dos Nove Dragões é considerada a melhor água mineral do mundo, com maravilhosos poderes de cura. Essa foi a única água que bebemos na China sem ferver. Milagrosamente, não adoecemos.

Depois de pagar o atendente do poço, recebemos um balde de plástico vermelho. Quando desci o balde no poço, surgiu a imagem indistinta de três carpas negras com olhos dourados. Suspensas no ar absolutamente imóveis, pareciam ter parado no tempo e no espaço, da mesma forma que alguns espíritos milenares fizeram surgir o Poço dos Nove Dragões mil anos antes. Murmurei minha gratidão a esses guardiães do poço enquanto puxava cuidadosamente um balde cheio de líquido claro.

— Ah, essa é a melhor água que já tomei na vida! — exclamou Janet. Depois de beber quase um quarto da água, ela ficou quase eufórica. Todo o cansaço e o *stress* causado pela viagem com a sogra pareciam ter evaporado.

Quando a essência aquosa pura e fresca da montanha saciou a minha sede, senti todas as células do meu corpo tilintarem, como se uma leve onda de eletricidade tivesse passado por mim, permeando cada célula com uma suave luz branca, tornando-as translúcidas como folhas iluminadas pela luz do sol.

Enquanto isso, minha mãe mergulhou uma toalha no restante da água e, displicentemente, começou a tomar um banho de esponja, bem ali, em público. Olhei em volta furtivamente e parecia que quase todo mundo estava fazendo o mesmo. Juntando-me a esse ritual de batismo em público, senti como se tivesse sido transportado para o topo de alguma montanha mágica, com nuvens sedosas tão próximas que eu quase poderia tocá-las com os dedos. Num instante, passei de turista a peregrino, e essa jornada se transformou numa peregrinação, uma homenagem aos meus próprios espíritos ancestrais. Depois disso, enchemos um pequeno frasco com água do Poço dos Nove Dragões e levamos para casa.

Atualmente, nos dias quentes e abafados eu coloco uma gotinha ou duas dessa ambrosia no meu chá. Posso sentir mais uma vez o gosto da fagulha de eletricidade na minha língua, e uma ânsia incomensurável pelos milenares poços mágicos da terra dentro de mim.

3
PRINCÍPIOS DA
HARMONIA CENTRAL

Imagine uma gotinha de alfazema
Mergulhada em água, propagando-se.
Ela se divide em anéis infinitesimais,
Permeando toda a água.

Imagine no âmago do nosso ser
A emissão de um único som, "ah",
Que toca o céu esférico da terra como um sino
Sua reverberação grave engolfa o espaço escuro e estrelas.

Imagine um simples aceno de mão
Deflagrado por milhares de fibras nervosas,
Que enviam ondas dos dedos das mãos até os dedos dos pés.

A TÉ AGORA, ninguém conseguiu definir por completo as leis do corpo humano em movimento. Pois um corpo vivo possui um universo interior que não pode ser descrito pela física newtoniana. Os cientistas chamam o estudo do movimento humano de cinesiologia.

Lembro, da época em que eu era estudante, de como os livros acadêmicos tinham uma abordagem fria e clínica, descrevendo como "a supinação do arco metatarsal causa o prolapso do pé". Como se pode reduzir a graciosidade do *grand jeté* de Nijinsky a meros ossos e ligamentos?

Pares físicos e internos

No movimento do qigong, seis pares de componentes sinérgicos se alinham entre si. É como pressionar duas teclas do piano para criar um acorde harmonioso. Os pares físicos são:

- Ombros e quadris
- Cotovelos e joelhos
- Pés e mãos

Os pares internos são:

- Respiração e movimento físico
- Objetivo e olhos
- Nume e essência sexual[1]

OMBROS E QUADRIS

Ao fazer qigong em pé ou sentado, é importante manter os ombros alinhados com os quadris. Imagine que está empilhando livros. Os ombros devem ser colocados diretamente sobre os quadris (ver figs. 3.1 e 3.2).

COTOVELOS E JOELHOS

Ao realizar movimentos de qigong, mantenha os cotovelos alinhados com os joelhos. Imagine que há uma linha invisível ligando essas duas articulações. Por exemplo, imagine uma marionete com os cotovelos ligados aos joelhos por um fio. Quando o cotovelo se move, o joelho acompanha o movimento.

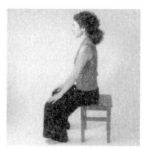
Figura 3.1

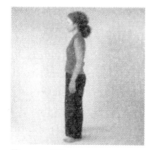
Figura 3.2

PÉS E MÃOS

No qigong, é importante manter as mãos no mesmo plano de ação dos pés. Por exemplo, imagine que você está dando um grande bocejo e se espreguiçando. Quando estica os braços acima da cabeça, as mãos não devem ultrapassar o plano dos pés. Muitas lesões lombares desnecessárias ocorrem por causa disso.

Esses três conjuntos de pares físicos — ombros e quadris, cotovelos e joelhos e mãos e pés — servem como diretrizes básicas na prática do qigong. O conhecimento da interação desses três pares físicos durante cada exercício vai ajudar a evitar sobrecarga e lesão.

RESPIRAÇÃO E MOVIMENTO

Qigong significa "técnica respiratória". Em outras palavras, à medida que você se move, precisa respirar em sincronia com o movimento. Embora isso possa parecer bastante simples, noto com freqüência que meus alunos iniciantes tendem a prender a respiração. Um autodiagnóstico simples consiste em observar a freqüência com que se prende a respiração no decorrer do dia. De modo geral, quando praticar qigong, inspire ao afastar os braços do corpo e expire ao trazer os braços para junto do corpo, com se estivesse abraçando a si mesmo. Inspire ao erguer o corpo e expire ao abaixar o corpo.

Essas diretrizes servem como lembretes para os iniciantes na prática dos movimentos dos sons de cura. Existem exceções. Durante o exercício, simplesmente preste atenção na respiração enquanto se movimenta. A respiração é uma função natural espontânea. Se você estiver consciente da sua respiração, essa mesma consciência vai liberar a tensão do seu corpo. Uma vez abandonados os velhos e costumeiros bloqueios — contrair o abdome ou levar os ombros para trás —, a respiração espontânea natural será integrada aos seus movimentos.

OBJETIVO E OLHOS

Imagine que você está fazendo um arremesso de basquete. Antes de lançar a bola, precisa direcionar o arremesso. Para isso, primeiro olha o alvo, a cesta. Durante o movimento físico, olhe, mas sem fixar os olhos, para a ponta dos dedos; dessa forma você poderá transmitir o objetivo mental de movimento para as mãos. Eis aqui um exercício simples: abane a mão como se estivesse cumprimentando alguém. Repita o movimento. Enquanto estiver levantando a mão, deixe os olhos seguirem a ponta dos dedos. Compare a diferença entre os dois gestos. Você vai descobrir no segundo gesto uma conscientização maior. Quando mantemos as mãos na linha da visão, a energia qi é direcionada para a ponta dos dedos; isso ajuda a abrir as nossas vias energéticas internas. Essa abertura das vias energéticas é o princípio de cura da ciência da acupuntura. Podemos obter resultados semelhantes apenas mantendo as mãos na nossa linha de visão! É inacreditável, mas verdade.

NUME E ESSÊNCIA SEXUAL

Nume é o nosso aspecto espiritual. A essência sexual representa a força de vida física, a base da existência do ser humano. Na alquimia taoísta, esse último par composto por nume e essência sexual é representado por Ouroboros,[2] a serpente que devora a própria cauda. Trata-se de um ciclo regenerativo alquímico que converte a essência sexual do seu estado físico bruto para um estado espiritual mais elevado de função numinosa. Isso é representado pelo processo alquímico de transformar chumbo em ouro, corpo em mente e mortalidade em imortalidade. Aqui reside o *magnum opus* de todas as teorias taoístas.

Veja esses seis pares como seis tachinhas que prendem e esticam um pedaço de lona. Podemos usar esses seis pares energéticos para verificar e avaliar a nossa postura e o nosso estado mental. Da mesma forma, ao mantermos em mente esses seis pares, criamos um estado ininterrupto de consciência durante o movimento. Quando há total harmonia entre os seis pares, temos uma noção palpável de algo que normalmente é imperceptível, um fluxo glacial de sensações que se propagam no espaço. De repente, aquele que move se dissolve. Sujeito e objeto, mente e corpo se dissolvem; existe apenas um momento, suspenso além do tempo e do espaço.

Os oito componentes da respiração

Os oito componentes da respiração são as oito regiões mais importantes do corpo que estão associadas ao ato de respirar livremente. Para praticar de forma correta os sons de cura taoístas é preciso prestar atenção nos oito componentes da respiração e mantê-los num estado de relaxamento. Esse processo pode ser comparado à afinação das cordas de um violoncelo antes da execução de uma grande obra musical. O processo descrito a seguir afina as oito "cordas" básicas da respiração correta:

1. *Diafragma respiratório.* O diafragma é como uma tira de borracha. Durante a inspiração ele se retesa, e durante a expiração ele relaxa. Ao relaxar-se, o diafragma move-se para cima, para a base do coração, dando espaço para o fígado se expandir durante a expiração. Um aspecto importante de uma respiração plena é que ela permite que o diafragma massageie os órgãos internos. Coloque as mãos sobre o abdome e respire fundo. Observe como suas mãos se movem para cima e para baixo enquanto você respira. Isso se dá pela contração e pelo relaxamento do diafragma respiratório.

2. *Pulmões.* De todos os órgãos internos, os pulmões são os que ocupam a maior área. Imagine que eles são como uma esponja molhada repleta de líquido e ar (a noção comum de que os pulmões se parecem com balões é enganosa). Pulmões saudáveis devem ser capazes de expelir a maior quantidade possível de líquido e gás, para permitir a entrada de ar fresco. Portanto, o princípio de uma boa respiração reside numa expiração completa, enquanto a inspiração ocorre de modo natural e espontânea sem ser preciso fazer muita força.

3. *Costelas.* As costelas envolvem os pulmões como a armação de uma canoa. Como devem estar livres para se expandir, os músculos entre elas devem estar relaxados, e não retesados. Os ombros têm de estar relaxados e abaixados para permitir a livre flutuação das costelas durante o processo da respiração e a prática dos sons de cura.

4. *Brônquios.* Coloque as palmas das mãos abaixo da garganta, acima do esterno, com os dedos apontando para baixo. Em seguida, abra os dedos e imagine que eles são tubos que se estendem para baixo pelos pulmões. Essa imagem representa a via dos brônquios, dois tubos que se ramificam e se ligam a cada pulmão.

5. *Garganta e laringe.* A laringe é a caixa da voz. É como uma cabine de posto de pedágio, que permite a entrada e a saída do ar. À medida que o ar sai, ela cria uma vibração, que se transforma no som e na fala. As pessoas têm o hábito inconsciente de fechar a laringe e retesar a garganta quando estão em silêncio. Mantenha-as abertas todo o tempo, principalmente durante a inspiração.

6. *Palato mole.* O palato mole, situado na parte posterior do céu da boca, é um dos componentes responsáveis pela formação e pela ressonância da fala e do canto. É importante mantê-lo relaxado quando estiver praticando os sons de cura.

7. *Língua.* A língua na verdade se estende até a parte posterior da garganta. É muito importante mantê-la relaxada durante a prática dos sons de cura.

8. *Maxilar e lábios.* Deixe o maxilar frouxo, como se estivesse bêbado. Mantenha os lábios descontraídos, como se estivesse sendo beijado.

50 QIGONG TAOÍSTA PARA SAÚDE E VITALIDADE

Esses oito componentes são muito importantes para a respiração. Exercite-os silenciosamente enquanto inspira e expira. Sinta como o diafragma sobe e desce, como as costelas se expandem e se contraem, como os pulmões e os brônquios se relaxam, como a garganta e a laringe se abrem, o palato mole e a língua se relaxam e a mandíbula e os lábios se soltam. Pense nos oito componentes da respiração como músicos tocando numa orquestra. Sinta como eles entram em sincronia e se movem juntos à medida que você pratica os sons de cura. Essa é uma indicação de que estão em harmonia dinâmica.

Esses são os fundamentos da respiração na prática dos sons de cura. Eles devem ser feitos com naturalidade e sem as tensões habituais ou de modo artificial. No filme *Encontro com Homens Notáveis* (1979), o mestre Sufi aconselhou G. I. Gurdjieff a abandonar todos os seus exercícios respiratórios artificiais, porque esse modo de respirar era forçado e antinatural e poderia lhe causar grandes danos. Muitos professores de respiração induzem os alunos ao erro por desconhecerem o mecanismo da respiratção. Gurdjieff contou essa história como uma advertência aos praticantes que desconhecem os exercícios respiratórios tradicionais.

Por fim, o uso correto do som durante a respiração dará ao aluno uma noção clara da respiração saudável. Afinal de contas, ao entoar o som de AH, na verdade você está expulsando o ar dos pulmões. Se esse som tiver uma ressonância cristalina semelhante à de um sino, significa que você expirou corretamente, sem tensão. Em contrapartida, se tiver um som abafado e gutural, como se estivesse cantando debaixo de um cobertor, é sinal de excesso de tensão na expiração. Dessa forma, os seis sons de cura nos fornecem uma forma segura, eficaz e clara de exercitar a respiração.

Guia para a prática dos seis sons de cura

Percorrendo a trilha de uma montanha,
Encontrei um homem que estava erguendo uma grande pilha de lenha.
— Posso perguntar o que você está tentando fazer?
— Ah, vou fazer uma grande fogueira — respondeu o homem com um sorriso de satisfação.
— Há quanto tempo está juntando lenha?
— Durante toda a minha vida!
— Quando é que vai acender o fogo? — perguntei.
— Estou ocupado demais juntando lenha. E o que você quer dizer com acender o fogo? — ele arregalou os olhos, confuso.

Balançando a cabeça, encaminhei-me para o local em que o homem tinha colocado outro carregamento de lenha na pilha, que ficava cada vez maior.

O fato de reunir a madeira seca do livro do conhecimento não vai fazer com que o fogo da sabedoria se acenda. Só quando colocamos em prática as palavras escritas é que elas entram em combustão e se tornam vivas. O Tao do aprendizado não envolve a obtenção de certos objetivos específicos. O aprendizado pode ser comparado a uma caminhada depois do jantar ao longo das margens de um rio. Deixe que os seus pés o guiem livre de pensamentos de culpa por não estar fazendo da forma correta.

O objetivo de cura do qigong é fortalecer e despertar os sistemas imunológicos e de cura espontânea do próprio organismo, de modo que eles consigam combater a doença em questão para efetuarem um rejuvenescimento pleno.

HORÁRIO IDEAL

Depois de ler alguns capítulos, é importante que você tente fazer alguns dos movimentos. Ao realizar os exercícios de qigong, você vai sentir e reter os benefícios diretamente no seu corpo.

Estabeleça uma prática diária; esse é um ponto essencial. Assim como acontece com grande parte do qigong taoísta, existem horários ideais para realizar a prática para obter os melhores resultados. De modo geral, os melhores horários para exercitar os sons de cura são entre onze horas da noite e uma hora da manhã, e entre quatro e meia e cinco e meia da manhã. Nesses períodos, todos os órgãos estão livres das perturbações ambientais. Obviamente, esses horários tiveram origem na antiga sociedade agrária. Atualmente um bom período são as primeiras horas da manhã. O hábito de praticar antes de ir para o trabalho cria uma rotina suave de despertar lento. Você vai descobrir que, se estabelecer uma simples rotina matinal de sons de cura, terá mais energia durante todo o dia para lidar com o *stress* diário proveniente do trabalho. Se não for possível praticar nesse horário, escolha um período regular de tempo livre. Praticar o qigong é como ferver a água para purificá-la: é preciso pelo menos vinte minutos para que se possa obter os benefícios saudáveis. Alguns horários ruins são imediatamente antes ou depois das refeições, antes ou depois de ter relação sexual, depois de ingerir álcool ou quando se está tomado por grande emoção, como, por exemplo, pela raiva.

POSTURA

É muito importante manter uma postura adequada durante os exercícios. O objetivo da postura é manter uma sensação de relaxamento e abertura de todas as articulações do corpo. Qualquer postura que exija tensão muscular, habitual ou anormal — por exemplo, contração do abdome para esconder a "barriguinha" ou contração do cóccix — geralmente desperdiça energia e causa mais danos do que benefícios. Em alguns casos, a tensão muscular pode bloquear a respiração natural. No entanto, não deixe que o corpo simplesmente desabe. Embora possa parecer confortável, isso significa que você está deixando o corpo assumir velhos padrões arraigados.

Existem três posturas principais para a prática dos sons de cura: em pé, sentado e deitado de costas.

Em pé
Imagine que você está em pé no ponto central de uma gangorra com os pés separados mais ou menos na largura dos ombros. Distribua o peso do corpo igualmente entre os dois pés. Em seguida, visualize um pequeno balão preso à sua cabeça, erguendo-a delicadamente. Esse pequeno balão libera toda a tensão do pescoço, e você começa a sentir leveza em todo o corpo (ver fig. 3.3).

Experimente fazer os exercícios em pé e libere toda a tensão anormal. Mantenha sempre os olhos ligeiramente abertos. Não fique em nenhum lugar perigoso, como perto de uma janela aberta, e não deixe nenhum objeto pontiagudo por perto, para o caso de você cair.

Sentado
Pode-se também praticar os sons de cura sentado. Sente-se na beirada da cadeira com a planta dos pés totalmente apoiadas no chão. Coloque as mãos sobre os joelhos. Visualize o balão preso à sua cabeça conforme foi descrito na postura em pé (ver fig. 3.4).

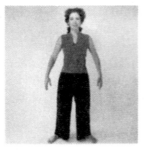

Figura 3.3

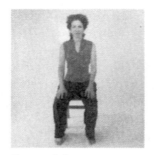

Figura 3.4

Deitado de costas

Na China, os pacientes aprendem a fazer os sons de cura do qigong na cama. Deite sobre um tapete ou colchonete de ioga macio, porém firme. Coloque um pequeno travesseiro ou almofada sob a cabeça. Dobre os joelhos e apóie a sola dos pés no tapete ou colchonete. Deixe um espaço equivalente a um punho entre os joelhos. Esse espaço aberto vai ajudar a criar um fluxo de energia da pelve para os pés. Sinta os ombros apoiados no chão. Visualize o balão, como na postura em pé, e estique o pescoço para alongar a coluna.

Práticas preparatórias

Esta seção apresenta quatro práticas preparatórias para os sons de cura: o Gatha da Consciência, a Meditação da Luz Dourada, o som AH Himalaico e o Gatha dos Seis Sons. Elas servem como modelos preliminares para a prática dos sons de cura dos últimos capítulos.

GATHA DA CONSCIÊNCIA

Esse gatha (verso, estrofe) pode ser recitado antes de qualquer um dos sons de cura e serve como um modo de preparar a mente para a jornada de cura.

> Deixe o corpo retornar ao corpo,
> Deixe a mente retornar à mente,
> Deixe o ser retornar ao ser,
> Deixe a respiração retornar à respiração,
> Deixe todas as coisas retornarem a si mesmas.
>
> Todos os esforços chegam ao fim.
> A consciência emerge como o céu azul.
>
> Ser consciente não tem ego,
> Ser consciente não tem começo,
> Ser consciente é atemporal.
> Num único momento de consciência,
>   todo o universo é desperto.

Você pode repetir o gatha até três vezes. Quando terminar, prossiga para a Meditação da Luz Dourada.

MEDITAÇÃO DA LUZ DOURADA

Sente-se confortavelmente. Inspire fundo e solte o máximo de ar que puder. Livre-se de todo o ar viciado. Novamente, inspire... e expire. Solte o ar. Inspire. Expire.

Em seguida, alongue delicadamente a coluna, com os olhos fechados. Encoste a ponta da língua no céu da boca. Se você tiver algum problema cardíaco ou pressão alta, encoste a ponta da língua na parte inferior da boca.

Respire fundo, como se estivesse cheirando a doce fragrância que fica no ar depois de uma garoa de outono. À medida que inspirar, imagine que a sua cabeça está se abrindo como uma flor. O topo da sua cabeça está aberto e a garoa se transforma num fluxo dourado que penetra no cérebro. Deixe o líquido dourado preencher e iluminar o seu cérebro, escorrer pelo tronco encefálico até a ponta da língua, depois até raiz da língua, passar pela garganta, e se alojar no coração. Assim que sentir a corrente dourada penetrar no seu coração, inspire e deixe o coração se contrair delicadamente e depois se expandir. Quando o coração se abrir como uma flor, uma sensação de leveza e alegria vai emanar para o resto do seu corpo. Deixe que essa alegria transborde do seu coração e escorra suavemente pela região do abdome.

O fluido dourado foi aquecido pelo coração; portanto, agora a sua barriga começa a ficar quente, como se uma suave luz da manhã estivesse brilhando sobre ela. A mesma sensação de calor atinge a região inferior das costas, aliviando a região lombar. Deixe essa sensação de calor descer para a parte interna das pernas. Relaxe as coxas à medida que o calor desce, como se toda essa região estivesse sendo banhada por um líquido dourado. Em seguida, relaxe os joelhos, depois a barriga da perna e, por fim, todo o percurso até a planta dos pés.

Agora, imagine que está sendo preenchido por uma corrente dourada do topo da cabeça até a sola dos pés, todo o seu corpo refletindo uma luz brilhante. Deixe essa luz âmbar emanar de dentro de você, envolvendo e permeando cada célula do seu corpo. Funda-se com a luz, e deixe que ocorra a cura espontânea.

SOM *AH* HIMALAICO

A voz é liberada por meio da respiração. O princípio básico dos sons de cura é liberar a respiração. Usando o som como uma resposta, podemos compreender a qualidade e a característica da nossa respiração. Uma forma de fazer isso é usar o som AH himalaico.

Permaneça no estado de relaxamento profundo que você atingiu ao fazer a Meditação da Luz Dourada, e fique o mais confortável possível. Imagine que depois de uma árdua jornada de um mês, você finalmente chegou no pico do monte Everest e, sentado no topo, aprecia a vista da cordilheira do Himalaia. A sua boca se abre e você emite o som AH. Em seguida, inspira mantendo o formato da boca, como se estivesse inspirando o ar com o som AH. Você olha o panorama e a sua boca simplesmente se abre e você diz AH.

Repita, desta vez com os olhos ligeiramente voltados para cima. Deixe o queixo cair e abra a garganta. Inspire, mas não trague o ar. Imagine que você é uma jarra vazia mergulhada num lago de água fria, e que o ar simplesmente entra sem esforço em seus pulmões. Olhe ligeiramente para cima, inspire e diga AH.

Pode ser que você sinta vontade de tamborilar no peito, como um pianista pressionando as teclas do piano ou um cliente de antiquário verificando a qualidade da madeira. Bata de leve dos dois lados para liberar tudo o que estiver preso. Num dado momento, você vai sentir uma liberação repentina de tensão.

Repita novamente o som de AH. Visualize o seu diafragma como uma grande tira de borracha e, quando inspirar, estique essa tira imaginária para baixo. Depois, ao expirar, imagine que a tira de borracha se solta e se projeta para cima, e o ar escapa. Quando você tiver expelido todo o ar, o diafragma estará relaxado e quando todo o corpo estiver em repouso, haverá um leve pulso de três batimentos cardíacos. É como se houvesse uma zona crepuscular entre a inspiração e a expiração. Deixe essa pausa durar.

Repita, uma vez mais. Dessa vez inspire com o mesmo som AH em mente, e depois solte o ar com o som AH, como antes.

Pode ser que você sinta uma leve tontura. Se não for excessiva e não acarretar muito desconforto, significa que o seu cérebro está sendo oxigenado. Em alguns segundos a tontura desaparece. Se isso não acontecer, sente-se ou deite-se até ela passar.

Você pode praticar o som AH mais algumas vezes. Quando fizer o número de vezes suficiente e se sentir confortável, pode prosseguir para a próxima seção, a prática dos seis sons de cura propriamente ditos.

GATHA DOS SEIS SONS

Lembre-se dos oito componentes da respiração. Deixe que atuem como oito cavalos trabalhando em sinergia, em cooperação. Não esprema as costelas ao inspirar; deixe que elas flutuem livremente, relaxadas. Não retese a garganta ao expirar; deixe que ela fique aberta. Mantenha tudo isso em mente. Esses são os fundamentos de uma respiração livre e natural. Os sons de cura não são encantamentos mágicos. Se você não os fizer corretamente e não respirar da forma adequada, não vai obter os benefícios para a saúde que eles podem oferecer; portanto, é importante praticar com a respiração livre e plena.

Vamos testar agora os seis sons de cura, que são os seguintes:

- O primeiro som é para o fígado, o som XU.
- O segundo som é para o coração, o som HO.
- O terceiro som é para o baço, o som FU.
- O quarto som é para os pulmões, o som XI.
- O quinto som é para os rins, o som CHU.
- O sexto som é para o triplo aquecedor, o som HEY.

Tente emitir cada som isoladamente algumas vezes. Depois exercite os sons juntos com o Gatha dos Seis Sons.

XU para acalmar o fígado
HO para abrir o coração
FU para esfriar o baço
XI para estimular os pulmões
CHU para liberar os rins
HEY para despertar o triplo aquecedor

XU, HO, FU, XI, CHU, HEY
XU, HO, FU, XI, CHU, HEY
XU, HO, FU, XI, CHU, HEY

Diretrizes gerais para a meditação dos sons de cura

Antes de exercitar os sons de cura para cada órgão de acordo com a descrição dos próximos capítulos, siga estas diretrizes gerais como preparação:

- Pegue uma banqueta ou cadeira baixa, para que os pés possam ficar apoiados firmemente no chão. Para meditar ou relaxar, nunca se sente por muito tempo com os pés soltos. Nessa posição o sangue vai fluir para os pés, e sem a pressão do solo será muito difícil o sangue venoso voltar ao coração.
- Afaste os joelhos até a largura dos ombros.

- Coloque as mãos sobre os joelhos com as palmas voltadas para baixo. Ou sobre as coxas com as palmas voltadas para cima, se achar mais cômodo.
- Desloque a pelve para a ponta do assento. (Os homens devem deixar os testículos penderem livremente, sem serem pressionados pela cadeira.) Se você deixar as costas apoiadas no espaldar da cadeira, vai fazer com que a coluna lombar caia e bloqueie o fluxo de qi ao longo da coluna vertebral. Essa maneira de sentar na beirada da cadeira, que os taoístas chamam de "posição precária", exige que se preste atenção no alinhamento do corpo. Você vai notar que as vértebras lombares na região inferior das costas ficam livres e ondulam a cada respiração. Esse modo de sentar precário também pode ser feito numa almofada de meditação.
- Deixe a coluna ereta naturalmente, como um arco com as cordas frouxas. Deixe todas as vértebras ficarem frouxamente esticadas, pendendo livremente como um colar de pérolas. Quando levantar ou se sentar, gire o tronco prescrevendo um movimento circular. Isso vai ajudar a liberar e a aquecer as vértebras lombares.
- Ao expirar, deixe as costelas caírem, como se estivesse dobrando as varetas de um guarda-chuva. Aplique leves palmadinhas nas costelas para liberar a tensão dos músculos intercostais. Corra a palma da mão suavemente pela área do estômago para aquecer o baço e ajudar a sua energia a fluir.
- Relaxe o coração e o peito. O peito não deve ficar estufado nem retraído.
- Bata os dedos de leve sobre o esterno. Isso vai ajudar a liberar a tensão nessa região. Às vezes, a tensão excessiva no peito faz com que o coração fique acelerado. O relaxamento do coração vai reduzir a freqüência cardíaca.
- Relaxe a nuca, imaginando que a sua cabeça é uma bóia que flutua na água. Contraia o queixo bem de leve para ajudar a relaxar ainda mais a nuca.
- Toque a ponta da língua no céu da boca, na parte do palato duro situada logo atrás dos dentes. (Variações: se tiver problemas cardíacos, toque a língua no fundo do palato. Se quiser perder peso, deixe a língua livre no meio da boca sem encostar no céu da boca.)
- Abaixe as pálpebras, mas mantenha-as semicerradas, de modo que possa ter uma visão com ângulo de quarenta e cinco graus à frente. Os mestres taoístas chamam essa área de "área onde a vaca deita". (A vaca não vai se deitar nem um pouco mais próximo de você.) Não feche os olhos de todo — pois sua mente pode divagar. Além de ajudar a fazer com que o qi desça pelo corpo a partir da cabeça, a mente fica centrada no corpo.

História dos sons de cura: sonhando com a Califórnia

No final de um seminário de sons de cura que ministrei na Califórnia, uma participante, Crystal, veio até mim. Seus olhos brilhavam e estavam cheios de excitação.

— Mestre Hon, eu gostaria que o senhor soubesse que numa de nossas existências passadas nós nos conhecemos. Eu era sua mestra taoísta — confidenciou-me ela, enquanto os outros alunos à nossa volta caíram em profundo silêncio.

— Ah, fico feliz por termos nos encontrado novamente, minha mestra. Espero que eu possa retribuir a sua gentileza lembrando-a de coisas que você esqueceu — respondi sem pestanejar e juntei as mãos em sinal de gratidão por ter reencontrado a minha mestra tantas vidas depois.

Mais tarde, Crystal se ofereceu para ser minha assistente e motorista particular. Quando estávamos percorrendo uma avenida de tráfego intenso, passamos por uma série de cruzamentos. Na terceira, Crystal passou no sinal vermelho, e devo ter agarrado o cinto de segurança sem querer. Notando minha preocupação, Crystal disse com um leve gracejo: — Ah, bem, dois em três não está mau.

De repente percebi que, para ela, um ser evoluído que conseguia se lembrar de suas inúmeras vidas passadas, não teria problemas se batesse o carro. Afinal de contas, ainda havia muitas vidas para serem vividas. A partir desse dia, embora Crystal se tornasse uma de minhas assistentes mais fiéis e afetuosas, ela nunca mais dirigiu para mim.

Sempre me pergunto se os sons de cura evocaram ou provocaram a lembrança de vidas passadas em Crystal. Nesse caso, essa seria uma propriedade excepcional dos sons de cura que eu não conhecia.

PRELÚDIO PARA OS SONS DE CURA: COMO DESOSSAR UM BOI

QUANDO O PRÍNCIPE DE WEI decidiu pesquisar sobre a arte de nutrir a vida, ele não precisou ir além da própria cozinha.

— Eu gostaria de ouvir a arte da vida. Qual é a melhor forma de nutrir a vida? — perguntou o príncipe.

O cozinheiro ergueu carinhosamente a faca para mostrar ao príncipe.

— A lâmina parece nova em folha!

— Sua alteza, eu uso essa faca há trinta anos, e ela nunca foi amolada!

— No início, quando comecei a trabalhar como aprendiz, eu via apenas a carcaça do boi. Eu cortava ossos e tendões, e em poucos dias a lâmina ficava cega. Por causa da necessidade freqüente de amolar a lâmina, eu tinha de trocar de faca de seis em seis meses. Então comecei a estudar o boi. Analisei durante três anos as estruturas escondidas sob a pele, na junção dos ossos e nas conexões dos tendões. Fiquei tão concentrado que não via mais o boi inteiro, mas apenas as suas partes inter-relacionadas. Aprendi a passar a faca no espaço entre as articulações e os tendões. Como a faca percorria o vazio entre tendões e ossos sem encontrar resistência alguma, ela nunca ficava cega. Consequentemente, nunca mais precisou ser amolada.

— Hoje, quando encontro estruturas intricadas, esvazio a mente, deixo minhas mãos me guiarem para as pequenas cavidades e gretas. Então tudo se separa naturalmente, como folhas de amoreira que caem com a chuva de outono. À medida que o emaranhado se dissolve, fico imóvel na presença radiante do vácuo. — Com essas últimas palavras, o velho cozinheiro fez uma reverência e saiu.

— Ah, é mesmo muito simples. Encolher o nosso ego a ponto de caber no fio de uma lâmina e buscar o vazio que existe em todas as situações. Assim nós não dissipamos e esbanjamos a nossa força de vida lançando-a contra a dura rocha da ambição.

Quando uma situação complexa é resolvida por meio de uma solução elaborada, muitas vezes a solução gera complicações secundárias. Às vezes um simples som primordial emitido com perfeição pode acender a nossa resposta espontânea de cura.

4
FÍGADO: A ÁRVORE DA VIDA

Sentado na margem de um rio na primavera,
O som gorgolejante da água glacial,
Uma respiração do céu
Acalma as mil chamas interiores.

NA PRÁTICA TAOÍSTA, não existe distinção entre o profundo e o mundano. O mais simples ato revela a mais profunda verdade, como a preparação de uma xícara de chocolate quente. O segredo de uma vida desperta consiste em saber que a verdade mais profunda começa com uma atividade comum.

No ritual alquímico, nós criamos o paradigma dos seis órgãos do corpo humano. Isso nos dá uma visão geral dos princípios chineses em relação ao funcionamento dos órgãos. Os diferentes jarros e recipientes representam os diversos órgãos; e os líquidos, representados pela água, circulam entre os órgãos, sendo despejados de um para outro, transformando-os, nutrindo-os e criando o produto final que o organismo pode absorver e do qual pode retirar nutrientes.

Por meio do ritual alquímico da preparação de uma xícara de chocolate quente, podemos começar a compreender as funções do fígado. Em primeiro lugar, usamos uma tigela de madeira para armazenar a água, pois a primeira função do fígado é de armazenamento e ajuste ou desintoxicação do sangue no organismo. Quando estamos em repouso, a maior parte do sangue retorna ao fígado. Quando acordamos, abrimos os olhos e o fígado bombeia o sangue que está armazenado nele para o coração. De modo que qualquer doença relacionada com o sangue afetará o fígado. Por exemplo, na medicina tradicional chinesa, a hepatite é funda-

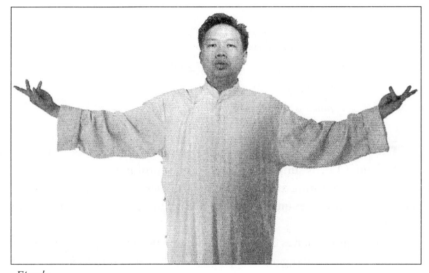

Fígado

mentalmente um problema de fígado que se deve à presença de substâncias tóxicas na corrente sangüínea. Outra síndrome hematológica é a irregularidade do ciclo menstrual. Quando uma mulher tem um fluxo menstrual muito intenso ou muito escasso, é porque o fígado não está funcionando como devia.

Em segundo lugar, usamos a tigela de madeira porque o fígado está relacionado com o elemento madeira. Quais são as características da madeira? Por um lado, ela é forte e agregadora, como uma videira. Mas também tem a característica do movimento. Na verdade, de todos os cinco elementos, a madeira é o que apresenta mais mobilidade depois da água. Portanto, o fígado não controla apenas os agentes agregadores do nosso corpo físico (como fáscia e ligamentos), mas também as estruturas que permitem o movimento (como músculos e tendões).

Em razão do papel desempenhado pelo fígado na produção de movimento, a hiperatividade desse órgão pode gerar excesso de movimento espontâneo. Por exemplo, a síndrome de Tourette é um transtorno neurológico que causa movimento involuntário. Na medicina tradicional chinesa, esse quadro clínico seria visto como funcionamento excessivo do fígado. Da mesma forma, os praticantes de qigong apresentam movimentos espontâneos durante a realização dos exercícios, o que poderia ser conseqüência da drenagem do excesso de qi pelo fígado. Outro exemplo é quando ficamos com muita raiva — o que fazemos? Começamos a tremer. (Nunca vi ninguém que estivesse tão furioso a ponto de rir.) Isso acontece porque o fígado também é a morada do sentimento da raiva. Quando ficamos com raiva, o fígado fica hiperativo e se manifesta por meio do movimento.

Quando as estruturas corporais agregadoras e responsáveis pelo movimento ficam fracas, é sinal de hipoatividade do fígado. Por exemplo, por que uma torção de tornozelo muitas vezes demora tanto tempo para sarar? Uma das razões pode ser falta de irrigação sangüínea nas estruturas lesadas. Como o fígado ajusta o fluxo de sangue, é necessário fortalecer a sua atividade, permitindo um maior fluxo de sangue para a área afetada. Como observamos anteriormente, a prática do som XU com ênfase no componente da vogal fortalece o fígado; portanto, em caso de lesão de fáscia, ligamentos, tendões ou músculos, tente praticar o som de cura do fígado dessa forma para acelerar a cicatrização dessas estruturas.

A terceira função do fígado diz respeito à sua relação com o coração. A medicina tradicional chinesa leva em consideração a relação entre os diversos órgãos. Por causa do padrão dos cinco elementos, alguns órgãos estão diretamente relacionados entre si. O fígado tem uma relação bastante estreita com o coração, pois a madeira nutre diretamente o fogo (e o coração é fogo). Portanto, no ritual alquímico vimos que a tigela de madeira está ao lado da jarra do coração, que está colocada sobre a chama acesa. Ao vertermos a água na jarra do coração simbolizamos o fígado despejando água fria no coração, tanto para acalmar esse órgão quanto para permitir que ele aqueça a água e a transforme no líquido que, segundo a medicina tradicional chinesa, nós usamos para a digestão. Portanto, na verdade o fígado inicia todos os processos orgânicos, e exatamente nessa primeira etapa vemos a função do fígado da forma como ela se relaciona com o coração.

Quando não há sangue suficiente para o fígado fornecer ao coração, ocorre um acúmulo de calor no organismo, que se manifesta na forma de ansiedade. Na China, quando alguém consulta um médico especializado em medicina tradicional chinesa com queixa de ansiedade, o problema muitas vezes é diagnosticado como deficiência de sangue, e o médico prescreve plantas medicinais para tranqüilizar o paciente e enriquecer o sangue no fígado, como muitos casos que eu presenciei quando trabalhava num hospital de medicina tradicional chinesa na China. O fitoterapeuta prescrevia plantas medicinais que tinham propriedades de enriquecer o sangue, e a ansiedade do paciente aos poucos desapareceria.

Assim, quando o coração está superaquecido, fica-se ansioso e "incomodado". Repetindo, quando ficam ansiosas o que as pessoas fazem? Andam de um lado para o outro, têm insônia, viram sem parar na cama. A função do fígado é resfriar e acalmar o coração, e como o coração é a morada da emoção, da consciência e da percepção, isso alivia a ansiedade. (Na medicina tradicional chinesa, sentimos e pensamos com o coração e, por esse motivo, antigamente se costumava dizer: "Você tem um coração imbecil, vamos lhe dar um coração melhor para aumentar a sua inteligência.") Portanto, a pessoa ansiosa pode exercitar a parte da consoante do som de cura XU para ajudar a aliviar um pouco a ansiedade.

Os sons de cura existem há três mil anos na prática taoísta tradicional. São os sons primordiais, que os antigos mestres taoístas descobriram com base em profundas experiências internas de natureza. Como os sons são arquetípicos, são necessariamente transculturais e transétnicos. Por exemplo, nunca vi uma mãe de nenhuma cultura tentar aquietar uma criança hiperativa e ansiosa dizendo "Ei, ei, ei, ei, fica quieto!". Em vez disso, ela faz "hush" ou então "shhh", um som muito semelhante ao som de cura do fígado, XU. Esse som serve para acalmar a criança ansiosa — e lembre-se de que o som de XU tem um efeito refrigerador. É o som do farfalhar das folhas no vento da primavera. Quando eu estava na faculdade, um dos meus professores de poesia era de Iowa, onde havia grandes plantações de milho, e ele disse que, encostando-se o ouvido no chão numa noite tranqüila de verão, era possível ouvir o milho crescendo. Imagino que esse som deva ser bem parecido com o som de XU, o som da primavera.

Na verdade, então, o som de cura XU permite que se entre na profunda prática alquímica do Taoísmo, que transforma doença em saúde, chumbo em ouro. Tudo começa com uma simples respiração. É trágico não percebermos como a cura e a saúde se baseiam na liberdade da respiração e do espírito. Essa idéia se reflete na palavra *inspiração*.

Meditação dos sons de cura em geral

Siga as diretrizes gerais para a meditação dos sons de cura descritas nas páginas 56 e 57. Ao se preparar para a meditação do fígado, preste especial atenção no seguinte:

- Como o fígado está associado com o elemento madeira, que tende a gerar calor, durante a meditação do fígado pode-se liberar o calor excessivo pressionando-se delicadamente o polegar na base do dedo anular.
- Na medicina tradicional chinesa, o fígado também é o órgão que gera raiva e inquietação. Como a energia, o qi, do fígado se estende para o cabelo, penteie o cabelo com as mãos antes e depois de fazer a meditação do fígado. Dessa forma você poderá acalmar qualquer inquietação que possa ser produzida pela meditação.

Meditação do fígado: a dança dos brotos de feijão

Será que João é um tolo por ter vendido a vaca que pertencia à sua mãe por um
   punhado de feijões?
Ou será que ele intuiu que feijões e plantas são a essência da vida?

Essa meditação baseia-se no meridiano do fígado, que representa a via do fluxo do qi desse órgão para todo o corpo. Para começar a meditação, imagine um pequeno grão de feijão começando a brotar de uma fenda situada no espaço entre o dedão e o segundo dedo de cada pé. À medida que os brotos crescem, eles sobem lentamente pelos seus pés e viram para dentro, como se estivessem crescendo na parte de dentro da perna. À medida que prosseguem em sua jornada pela parte interna dos joelhos e das coxas, deixe que uma sensação agradável de calor se alastre pelas suas coxas e virilhas.

Observe os brotos subirem pelo seu tronco, ramificando-se na altura da cintura. Por fim, deixe que os caules do feijão se curvem ligeiramente para o centro do seu corpo, terminando na base das costelas, alguns centímetros abaixo dos mamilos. Os ramos agora atingiram a sua morada, o fígado. Imagine a sensação refrescante de uma leve brisa de primavera soprando as plantas, e sinta essa energia tranqüilizadora permear todo o seu fígado.

Deixe que essa sensação reconfortante se espalhe pelo resto do corpo. Se notar uma súbita onda de calor, inspire e expire, soltando-se. Deixe o calor sair pelos poros.

Agora imagine o pé inteiro de feijão, que brotou da fenda entre o dedão e o segundo dedo do pé, subindo pelas suas pernas, por sua virilha, pelas laterais do seu tronco e se dirigindo para a área logo abaixo dos mamilos.

Se observar qualquer movimento espontâneo ou sensação física, não faça nada. Respire fundo três vezes, emitindo o som AH himalaico cada vez que expirar.

Abra lentamente os olhos. Inspire. Estenda os braços para os lados com as palmas das mãos voltadas para fora e expire. Inspire novamente e depois expire erguendo as mãos para o céu. Por fim, inspire e coloque as mãos sobre os joelhos. Expire e pressione de leve as mãos. Ao mesmo tempo, chacoalhe delicadamente a coluna ou qualquer parte do corpo que precisa ser chacoalhada.

Instruções para o som de cura do fígado: XU

Imagine que o casal sentado atrás de você no cinema está comentando uma cena do filme. Depois de algum tempo, um tanto aborrecido, você se vira para trás com o dedo sobre os lábios e faz "shhhhh". Esse é o som quintessencial de cura do fígado.

Componente do som	Descrição
Consoante: *Sh*	*Shhhhh* como se estivesse ninando um bebê.
Vogal: *U*	*U* como em chuchu, e os lábios arredondados do som de ninar acima.
Som subvocálico de sopro: *Hr*	*Hr* com um som de sopro não-vocálico. Como se estivesse soprando uma pena do rosto de um bebê, há apenas a suave corrente de ar da sua respiração, sem ruído, ou quase como o suave ronronar de um gato.

Componentes da respiração	Específicos
Língua	As laterais da língua encostam nos dentes.
Lábios	Faça um "bico", como se fosse assobiar.

Instruções para o som de cura vocálico do fígado

O som de cura do fígado, XU, tem três componentes:

- A consoante *sh* libera o acúmulo de calor.
- A vogal *u* fortalece o órgão.
- O som subvocálico de sopro *hr* nutre o órgão.

Antes de emitir o som XU, comece com o som AH himalaico. Repita o som AH três vezes para liberar o ar e aquecer a garganta. Durante a prática do som de XU, mantenha os oito componentes da respiração totalmente relaxados. Quando fizer o som, não contraia a parte inferior do abdome: mantenha essa região relaxada, como a barriga de um bebê. Além disso, deixe a garganta aberta e, quando pronunciar XU, toque delicadamente a lateral da língua na parte interna dos dentes, permitindo que o ar escape pelo centro da língua. Faça um leve "bico" com os lábios, como se estivesse prestes a pedir silêncio ou assobiar (ver fig. 4.1).

Quando exalar pronunciando XU, deixe sair primeiro o som da consoante, depois o da vogal e termine com o som soprado de *hr*. Esse som de XU composto por três partes representa um processo importante para liberar o ar usado dos

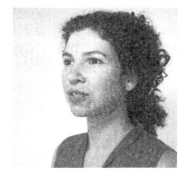

Figura 4.1 *XU*

pulmões. Mantenha o abdome relaxado enquanto expira, sem fazer força para expulsar o ar. Deixe o ar escapar como se fosse um balão esvaziando-se lentamente. E não se esqueça do som de sopro no final.

Repita o som três vezes. Relaxe por um momento entre cada repetição, respirando naturalmente algumas vezes.

Instruções para o movimento do som de cura do fígado

Imagine que você se transformou na Árvore da Vida. De repente, você descobre que o tempo está passando mais lentamente. Você está enraizado no solo. Seus braços se transformam em galhos de árvore à medida que se erguem lentamente para se alimentar da luz líquida e melíflua do sol. Abrindo os dedos como folhas, você sente a corrente de luminosidade revigorante passar pelo seu corpo até atingir os pés.

A instrução a seguir obedece a um sistema desenvolvido por mim no qual dou nome a cada fase do movimento com um comando singular. Isso serve como dispositivo mnemônico para ajudar os alunos a se lembrarem dos movimentos.

- *Reunião*. Coloque as mãos sobrepostas, com as palmas voltadas para dentro, sobre o *dantien*, o Campo do Elixir, situado três dedos abaixo do umbigo, como uma árvore nova com os galhos voltados para dentro abraçando a si mesma (ver fig. 4.2).
- *Abertura*. Quando inspirar, deixe que as costas das mãos se toquem com os dedos apontados para baixo (ver fig. 4.3).
- *Elevação*. Ainda inspirando, erga lentamente as mãos até o nível do plexo solar (ver fig. 4.4).
- *Extensão*. Expire com o som de XU à medida que os braços se estendem para os lados, começando com os ombros, depois os cotovelos, os punhos e, por fim, as mãos. Não se esqueça de sincronizar o som de XU com a abertura dos braços. Mantenha essa postura enquanto estiver exalando com o som de XU (ver fig. 4.5). Esse movimento imita o crescimento de uma árvore, com os galhos se abrindo para os lados. As palmas são como as folhas que se abrem na direção do céu, com os polegares de cada mão tocando a base do dedo médio. Lembrete: na postura estendida, deixe o som de XU reverberar por todo o seu corpo, da ponta dos dedos até a raiz dos cabelos. Entoe o som de XU suavemente, como as folhas novas das árvores se abrem, e nunca faça força para expulsar o resto de ar.

- *Abraço*. Quando terminar de exercitar o som de XU, inspire e leve as mãos à testa, com as palmas viradas para dentro (ver fig. 4.6). Imagine que você acabou de expelir todo o ar usado do organismo, e no abraço, você está absorvendo frescor, esperança e vitalidade. Agora inspire fundo.
- *Descida*. Solte o ar e deixe as palmas descerem lentamente pela linha central do corpo, passando pela ponta do nariz, pelo coração e voltando para o abdome (ver figs. 4.7 e 4.8). À medida que as mãos descem devagar à frente do corpo, expire sem fazer força, evitando qualquer pressão desnecessária por parte dos músculos da região abdominal e do pescoço. Deixe a energia descer em cascata pela linha mediana do seu corpo; deixe que passe pelo coração e pelo fígado, como se você fosse uma árvore cujo tronco retira a seiva doce dos galhos e a transporta até as raízes. Deixe a seiva doce do seu *jing*, a essência da vida, descer para o abdome.
- *Reunião*. Inspire e abrace o abdome, com as palmas sobrepostas como folhas entrelaçadas no Campo do Elixir (ver fig. 4.9). Faça uma pausa e imagine que está enviando uma luz reconfortante para o fígado.

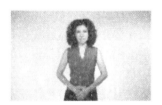

FIGURA 4.2 *Reunião*

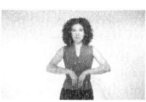

FIGURA 4.3 *Abertura*

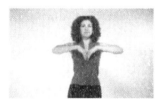

FIGURA 4.4 *Elevação*

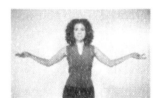

FIGURA 4.5 *Extensão*

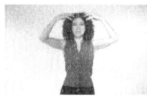

FIGURA 4.6 *Abraço*

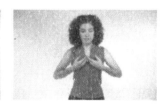

FIGURA 4.7 *Descida*

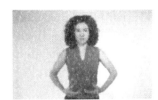

FIGURA 4.8

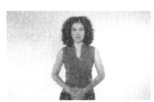

FIGURA 4.9 *Reunião*

Repita a seqüência de três a seis vezes. Quando terminar, relaxe por alguns instantes. Depois, abra lentamente os olhos, relaxe, endireite o corpo e chacoalhe as mãos. Bata de leve no tórax com a ponta dos dedos para liberar alguma tensão remanescente.

Aprimoramento do som de cura do fígado

Verifique se o movimento e o som estão sincronizados. O princípio básico da respiração do qigong é que, quando você estende os braços para fora, você expira; quando leva os braços em direção ao corpo, você inspira.

Na fase de reunião, feche os olhos por alguns instantes para explorar o fluxo de energia do organismo. No início, talvez você não perceba o fluxo interno do qi. Trata-se de uma leve sensação de formigamento sentida internamente. O desenvolvimento dessa sensação interna melhora a sua conscientização, e com bastante dedicação você vai começar a notar mudanças sutis no seu organismo. Colocando as palmas das mãos sobre o *dantien* — o Campo do Elixir, que é um elo de energia para o armazenamento do qi — você vai se ligar ao qi do universo. Em termos energéticos, o Campo do Elixir tem a forma de uma ampulheta tombada, abarcando a região lombar e região anterior do abdome, três dedos abaixo do umbigo. Possivelmente, os primeiros taoístas correlacionavam o Campo do Elixir com o útero, como uma força geradora de vida. Para as mulheres em geral, é bom deixar a energia qi circular a partir do Campo do Elixir para o restante do corpo. Uma concentração de energia nessa região criaria excesso de calor para os órgãos reprodutores. Como os órgãos do sexo masculino são externos, essa não constitui uma preocupação para os homens.

Ao sobrepor as mãos, no caso das mulheres, a palma direita deve ficar mais próxima do corpo, e, no caso dos homens, a palma esquerda deve ficar mais próxima do corpo. Isso se aplica à fase de reunião para os demais seis sons de cura.

Durante a fase de descida, não se apresse, não acelere o movimento. Se ficar sem fôlego, trapaceie um pouquinho com uma breve inspiração entre as expirações longas. No qigong, é permitido — e recomendado — trapacear! Afinal de contas, o objetivo desses exercícios é fazer com que o praticante adquira um conhecimento verdadeiro das necessidades e funções corporais. Não force a respiração nem os movimentos adotando um padrão rígido.

História de som de cura: Não chore, peixinho

"Não chore peixinho, não chore, não chore, não chore, peixinho, peixxxxx...", minha esposa, Janet, cantava para nossa filha mais velha quando ela tinha apenas dois dias de idade.

Janet é formada em desenvolvimento humano. Quando começamos a namorar, nós dois lecionávamos num programa de artes para a pré-escola durante o verão. A visão de Janet segurando a nossa filha recém-nascida e cantando essa cantiga de ninar contrastava bastante com a nossa formação acadêmica. Mas algumas vezes é preciso apenas deixar o instinto nos guiar e fluir com ele. Percebi que Janet tinha inventado uma cantiga de ninar para embalar o sono da nossa filha. O símbolo de um peixinho foi muito emocionante na nossa experiência na noite anterior.

Como pais de primeira viagem, ficamos espantados com a reação instintiva da nossa filha diante de sons e aromas. Na primeira manhã em casa, quando Janet estava dormindo, o bebê se deslocou na cama a uma distância de uns trinta centímetros em direção ao seio da mãe. Em nossos estudos sobre desenvolvimento infantil, aprendemos que um recém-nascido não tem nenhum meio de locomoção. Mas os recém-nascidos são visivelmente dotados do antigo instinto de natação. Eles também ajudam no processo do parto, literalmente nadando pelo canal do parto de cabeça, com um movimento semelhante ao dos golfinhos.

Quando o bebê adormeceu, a voz de Janet se transformou num sussurro e a última sílaba da palavra peixe foi alongada numa espécie de sussurro tranqüilizador ondulante.

De repente, ocorreu-me que o som shhhu se parecia muito com o som de cura XU taoísta, um som suave para acalmar o fígado. Talvez seja essa a origem dos sons de cura. Quando nossas mães ancestrais embalavam seus filhos, instintivamente elas emitiam o som de XU. Nesse momento, o canto de Janet conectou-a com uma longa linha de mães dos primórdios dos tempos.

História de som de cura: luz luminosa

Pamela veio até mim por meio de um telefonema urgente de um dos meus alunos, que por acaso era seu vizinho. Ela morava com o marido num bairro nos arredores de Nova York. Como tinha medo de viajar, não saía do bairro onde morava. O marido estava apavorado porque ela começou a ter crises convulsivas e desmaios depois que passou a seguir as instruções de um livro de meditação New Age.

Quando Pam chegou ao meu consultório, notei que o rosto dela estava bastante vermelho e que ela estava um pouco acima do peso. Ela estava um pouco ofegante. O marido a aguardava no carro.

— Todos os dias eu lia uma carta desse baralho holístico New Age — disse ela.

— Um dia, tirei uma carta. Nela havia a seguinte instrução: "Faça uma pausa na sua vida, sente-se tranqüilamente por dez minutos e concentre-se na respiração". Sentei-me e comecei a me concentrar na respiração quando, de repente, senti esse calor sufocante percorrer a minha cabeça. Todo o meu corpo começou a tremer e eu caí de costas. — Sua voz ficou levemente trêmula enquanto ela se recordava do incidente.

— Você já tinha alguma prática de meditação? — perguntei.

— Não. Li muitos livros sobre temas espirituais — respondeu ela timidamente.

— Você tem um padrão de energia bastante especial, e no seu caso essa simples meditação com enfoque na respiração foi contraproducente. O seu padrão básico de energia é de calor excessivo. Quando você começou a se concentrar na respiração, foi como se você tivesse abanado o fogo e a chama tivesse aumentado. O calor que você sentiu foi resultado direto da meditação — falei educadamente, pois notei que ela estava prestes a chorar, como se tivesse sido pega fazendo alguma coisa errada.

— Na prática taoísta — eu lhe disse —, existem cerca de trezentos tipos principais de meditação. É importantíssimo que um novato adote um processo de meditação que se encaixe no seu padrão físico de energia. A meditação da Luz Luminosa vai ajudá-la a reduzir o excesso de calor. Além disso, vou ensiná-la o som de cura XU para liberar o fogo excessivo do seu fígado.

Pedi que ela se sentasse numa cadeira enquanto eu colocava as palmas das mãos sobre o seu campo de energia e liberava o acúmulo de fogo. Dez minutos depois, seu rosto estava menos vermelho e logo retomou a cor normal. Ela deu um suspiro de alívio.

— Como se sente? — perguntei.

— Ah, muito mais fresca, e a pressão da minha cabeça parece ter diminuído. — Ela suspirou novamente.

— Você percebeu o som que acabei de fazer? — perguntei com delicadeza.

— Percebi, é como o som de uma chaleira liberando o vapor — respondeu ela.

— Exatamente, você liberou espontaneamente o seu vapor com a respiração soprada de XU. Faça o som de XU em casa, dessa mesma forma, sempre que sentir o calor começar a subir para a cabeça. Fiz uma demonstração do movimento de abertura lateral dos braços.

Pamela voltou um mês depois e disse com um sorriso que todos os sintomas haviam desaparecido.

— Um dia eu estava meditando, olhando a luz diante de mim. Aos poucos a luz foi ficando mais intensa e começou a encher todo o ambiente. Então ela se expandiu na minha direção, e senti todo o meu corpo se dissolver na luminosidade branca. Fiquei totalmente relaxada e senti que todo o excesso de calor do meu corpo estava sendo liberado para a luz. Meu corpo desapareceu, mas não fiquei com medo. Isso é normal? — perguntou ela.

— A sua experiência é uma ótima indicação de que você entrou no estado de meditação. O ato de se dissolver na luz é um sinal de que a sua mente estava em estado de repouso absoluto. Continue a meditar e a exercitar o som de cura, mas não se apegue a nenhum fenômeno. Deixe as sensações ou imagens irem e virem sem se apegar a elas — respondi sorrindo. Fiquei surpreso com seu rápido desenvolvimento na Meditação Luminosa.

Um ano depois, Pamela conseguia tomar o trem sozinha até a cidade para me ver.

— Algumas vezes, quando estou exercitando o som de cura do qigong, noto que a energia corre para cima e para baixo por tubos invisíveis no meu corpo — disse-me ela depois de dois anos de estudo.

— Hum. Alguma vez você estudou acupuntura ou medicina chinesa? — perguntei.

— Não, nunca estudei nada disso.

— Você pode me descrever os tubos? — perguntei.

Pamela indicou o caminho dos tubos. Para minha surpresa, eles correspondiam exatamente aos meridianos do fígado na acupuntura.

Ela descobrira tudo isso sozinha, intuitivamente, sem nenhum estudo anterior.

O trabalho com Pamela me deu uma lição de simplicidade e me ajudou a descobrir a energia espontânea. Serviu também para mostrar que é perigoso tentar aprender sozinho, sem supervisão adequada de um professor treinado. Sinto que ela tem um dom especial e possui uma grande energia interior. Quando recebeu instruções, ela floresceu.

Quando eu estava escrevendo este livro Pamela estava no quinto ano de estudo comigo; agora ela está abordando a sua relação com o pai. Na minha opinião, quando o fígado de uma pessoa fica saudável e forte, ela adquire coragem suficiente para lidar com forças opressivas da vida.

Talvez a prática do qigong e o som de cura XU para o fígado tenha servido como uma chave para abrir o bloqueio emocional de Pamela. Por outro lado, ela merece todo o crédito. Sempre acreditei que toda técnica é algo inanimado: apenas a própria pessoa tem o poder de trazê-la à vida.

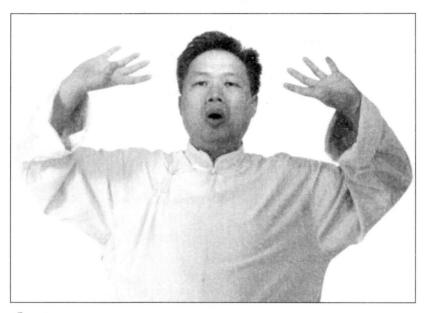

Coração

5

CORAÇÃO: O RIO DA VIDA

O coração brilha como
A lua solitária,
Se reflete em milhares de lagos.

QUAL É A FUNÇÃO DO CORAÇÃO? A função mais óbvia está relacionada com a atuação do elemento do coração, o fogo. O fogo do coração aquece o sangue e gera a força que está por trás da sua distribuição por todo o corpo. Na medicina tradicional chinesa, o coração tem a função dupla de aquecer e bombear o sangue. O que mais o fogo faz? Ele ilumina e ajuda a lançar luz sobre as coisas, para que se possa ter visão e compreensão claras. Portanto, na medicina chinesa, o coração também é a moradia da consciência, sendo responsável pela supervisão da cognição e do sistema nervoso central em geral. Mas o problema é que o fato de o coração ter uma função física e outra mental cria um tremendo *stress* para esse órgão. É como uma mãe solteira que tem de trabalhar o dia inteiro e depois cuidar dos filhos em casa. Com tantas atribuições, a mãe pode facilmente ficar superaquecida, assim como o coração.

Assim, o coração tende a superaquecer, e quando isso acontece o sangue fica muito mais espesso. Quando o sangue fica mais viscoso, a circulação torna-se mais lenta, o que pode causar obstruções por todo o sistema cardiovascular. O sangue viscoso vai fazer com que as toxinas e os patógenos fiquem retidos no interior de diversos órgãos, como o fígado, o útero e a próstata. Além do mais, se a circulação lenta está lenta quer dizer que a pessoa não está obtendo nutrientes com a rapidez necessária. É uma ironia que embora o sangue seja tão rico, o organismo possa ficar em estado de privação. Esse superaquecimento do coração causa uma reação

−75−

em cadeia que a medicina tradicional chinesa acredita ser responsável por diversas doenças, como infarto, derrame, psicose e doenças relacionadas com câncer. Na visão da medicina tradicional chinesa, os exercícios aeróbicos de alto impacto exercem um efeito prejudicial sobre as pessoas que já estão estressadas, pois seu coração já está superaquecido. Algumas pessoas, depois de um dia duro de trabalho, vão à academia de ginástica e fazem exercícios aeróbicos de alto impacto e bastante estressantes para se livrar de suas frustrações. Do ponto de vista da medicina tradicional chinesa, porém, isso é prejudicial. Por quê? Porque o coração vai ficar superaquecido e, se isso acontecer, a pessoa vai ter problemas.

Portanto, a medicina tradicional chinesa não tem nenhuma dúvida de que qualquer droga que altere o humor causa danos ao coração ao provocar o seu superaquecimento. A cocaína é especialmente prejudicial, uma vez que estimula demasiadamente o coração, produzindo um estado mental caracterizado por alegria e euforia excessivas. A maconha também afeta o coração e o sistema circulatório.

Em contrapartida, os movimentos lentos e serenos, bem como a respiração profunda do taiji quan e do qigong realmente ajudam a resfriar o coração e a restaurar a sua função normal. Nos seis sons de cura do qigong, o som HO tem um efeito refrescante para o coração. Portanto, da próxima vez que você correr para tomar o trem e se espremer na porta antes que ela se feche, com o coração batendo a mil, diga HO e veja o que acontece. Mas não faça isso na época do Natal, a menos que queira ser confundido com um Papai Noel em treinamento.

O som HO também é o som da risada. Risada e alegria são remédios universais. Sabemos que existem provas científicas contundentes de que a risada e a alegria aumentam a capacidade de defesa do sistema imunológico contra as doenças. Sempre me perguntei se o som de cura HO taoísta não é uma antiga "terapia da risada" formalizada. Obviamente, 2500 anos atrás, não havia os filmes dos Irmãos Marx para nos fazer rir. Entretanto, na tradição chinesa, há o Buda Risonho, que nos mostra que a vida só é boa com risadas e bom humor. Nas comemorações de ano-novo chinês, há uma tradicional dança do leão, na qual vê-se o leão se locomovendo com raiva e faminto, porque no final do ano não há fartura de comida. O Buda Risonho distrai o leão e espanta a sua raiva com sua risada contínua. Essa dança formaliza a noção de que a risada pode combater a raiva. Portanto, da próxima vez que você tiver uma briga terrível com a pessoa que você ama, em vez de gritarem um com o outro, tentem rir um para o outro, e eu lhe asseguro que a raiva não vai durar muito tempo. Assim, o som de cura HO, de risada, representa uma forma de transformar a raiva em alegria, a doença em saúde. A nossa própria cura espontânea começa com o simples som da risada.

Meditação dos sons de cura em geral

Siga as diretrizes gerais para a meditação dos sons de cura descritas nas páginas 56 e 57. Ao se preparar para a Meditação do coração, preste especial atenção no seguinte:

- O meridiano do coração/canal de energia começa na axila e termina logo acima do dedo mindinho. Movimentar os dedos mindinhos algumas vezes — como se estivesse pinçando uma linha invisível — vai estimular o fluxo livre de energia, ou qi, do coração ao longo do seu meridiano.

Meditação do coração: passando "fio dental" no sistema cardiovascular

Passe um tênue fio de luz pelas câmaras do coração e seus riachos.
Limpe bem todos os resíduos.
Deixe o rio da vida rejuvenescer o seu fluxo livre.

Sente-se confortavelmente. Se estiver numa cadeira, sente-se na beirada com os pés totalmente apoiados no chão. Coloque as palmas das mãos sobre os joelhos. Feche os olhos com delicadeza. Deixe que a ponta da língua toque o palato mole.

Visualize o coração no centro do seu peito. Esse órgão está dividido em duas câmaras, a direita e a esquerda. Inspire e imagine um finíssimo fio de luz que sai da câmara direita do coração, fluindo com o sangue que se dirige para os pulmões. Expire. Sinta o calor se espalhando pelos pulmões à medida que a luz atinge a sua superfície. Respire fundo e deixe o oxigênio dos pulmões se propagar na corrente sangüínea.

Continue a jornada, e deixe que a luz retorne dos pulmões para a câmara esquerda do coração. Quando isso acontecer, sinta uma explosão de alegria, com uma leve contração do coração.

Expire, e imagine que a luz da câmara esquerda do seu coração transborda para a artéria central. À medida que a luz desce no interior da artéria para a região abdominal, deixe que ela limpe os resíduos que encontrar pelo caminho.

Inspire e deixe a luz descer para os rins. Respire naturalmente algumas vezes. A cada inspiração, encha os rins de luz e calor reconfortante. Deixe os rins relaxarem e depois se contraírem levemente num movimento rítmico de bombeamento. Continue a respirar naturalmente. Imagine a luz descendo dos rins pelo trato urinário até a bexiga. Deixe a luz limpar quaisquer resíduos no trato urinário e na bexiga. Desse ponto, sinta a luz tépida descer pela parte interna das coxas e pernas. Deixe que ela desça até os dedos dos pés.

Agora imagine a luz voltando desde os dedos dos pés, percorrendo o caminho de volta pelas suas pernas enquanto você inspira. Novamente, imagine que a luz está eliminando todas as obstruções pelo caminho. Sinta a suavidade da luz no interior das veias. Expire e deixe a luz fazer uma pausa momentânea nos linfonodos situados na região da virilha. À medida que continuar a respirar suavemente, você poderá sentir um calor suave ou até mesmo uma leve sensação de formigamento nessa área.

Respire fundo. Contraia o períneo e deixe a luz invadir delicadamente o cóccix e a região lombar. Expire. Inspire novamente e deixe a luz subir pelas costas e pelo pescoço até o cérebro. Respire naturalmente durante alguns segundos e deixe a luz circular pelo topo da cabeça, descer por trás dos olhos, por trás do nariz e finalmente descer para o coração. Respire fundo. Deixe a luz se irradiar do coração para todo o universo em milhares de raios. Ao expirar silenciosamente, um profundo e alegre som de HO, como uma risada, emana para fora, reverberando infinitamente pelo universo e compartilhando a sua alegria e a sua luz com todos os seres sencientes. Respire naturalmente, deixando que a luz se irradie para fora.

Depois de algum tempo, volte devagar, abrindo os olhos aos poucos e levantando as mãos suavemente como se estivesse espreguiçando. Expire com o som de HO. Inspire, estenda os braços para os lados e expire. Inspire novamente, deixe os braços caírem, pressione as palmas das mãos sobre os joelhos, endireite a coluna e expire.

Instruções para o som de cura do coração: HO

Componente do som	Descrição
Consoante: *H*	O *H* é mudo; ele atua no sentido de liberar calor.
Vogal: *O*	A letra *O* é como o aviso de nevoeiro emitido por um velho navio a vapor.
Som subvocálico de sopro: *Hhho*	O *Hhho* é um som de sopro não-vocálico, como quando aquecemos as mãos numa manhã de inverno.

Componentes da respiração para o coração

Componentes da respiração	Específicos
Língua	A ponta da língua toca o fundo do palato.
Lábios	Faça um "bico", como se estivesse soprando um anel de fumaça.

Instruções para o som de cura vocálico do coração

Antes de fazer o som do coração propriamente dito, é bom fazer um aquecimento com o som AH himalaico. Imagine que depois de dez longos anos trabalhando como lavador de pratos num restaurante, você finalmente tem dinheiro suficiente para realizar seu único sonho, que é arrastar um tanque de oxigênio de cerca de cinqüenta quilos por milhares de quilômetros para ver a cordilheira do Himalaia. Quando finalmente chega ao seu destino, você olha para as montanhas e diz AH. Valeu a pena? Você diz AH. Você começa a se sentir bem. Inspira novamente e diz AH.

O som himalaico permite o aquecimento dos oito componentes da respiração (diafragma, costelas, pulmões, brônquios, garganta e laringe, palato mole, língua e maxilar e lábios). Portanto, quando expirar, deixe o diafragma subir, empurrando o coração e ajudando a bombear o sangue. Deixe o maxilar cair, relaxe a parte posterior da garganta e diga AH. Repita pelo menos três vezes.

O som de cura para o coração, HO, tem três componentes: um som consonantal, um som vocálico e um som de sopro. O som da consoante é um *h*, mas na verdade é mudo. A função da consoante é ajudar a liberar o acúmulo excessivo de calor no coração.

A som vocálico é um *o*. Para emiti-lo, faça um "bico" com os lábios e toque a ponta da língua no fundo da boca. Tente abrir a boca o máximo possível sem exercer tensão (ver fig. 5.1). O som HO parece o apito de um navio a vapor na hora da partida. O som vocálico serve para fortalecer o órgão.

O terceiro componente, o som de sopro, é um som de HO subvocálico. É como soprar as mãos para aquecê-las quando a temperatura está gelada. Esse componente tem a função de nutrir o órgão. Ao expirar com o som HO, deixe o som da consoante *h* sair primeiro, e termine com o som soprado de *hhho*.

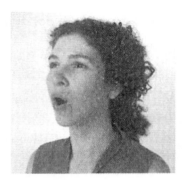

Figura 5.1 *HO*

Todas as três partes do som de cura HO são importantes no processo de expulsar o ar viciado dos pulmões. Ao expirar, mantenha o abdome relaxado, não o contraia para expelir o ar. Coloque as mãos sobre ele, e enquanto disser HO, faça um movimento de vaivém, balançando-o como uma tigela de geléia. Deixe o ar sair, como um balão que estivesse se esvaziando lentamente. Enquanto entoa o som HO, deixe que a parte posterior da garganta e a parte posterior da cabeça vibrem. Isso vai ajudar a liberar qualquer bloqueio nos seios nasais e na orelha interna. Você pode colocar as mãos atrás da cabeça enquanto entoa o som HO.

O simples fato de emitir o som HO sem realizar nenhum movimento concomitante ainda pode ter efeitos benéficos para o coração. Praticando diariamente, você vai desenvolver um estilo próprio. Ouça o som e sinta a sua respiração, certificando-se de não fazer nenhuma pressão. A base dos sons de cura reside na liberdade da respiração, e o som, portanto, vai informá-lo se você está tenso ou sem fôlego. Se conseguir emitir o som HO apenas por uma curta duração, você está sem fôlego. Com o tempo, e a prática, a respiração vai se prolongar.

Instruções para o movimento do som de cura do coração

- *Reunião.* Comece com as mãos sobrepostas no Campo do Elixir, situado três dedos abaixo do umbigo. Isso induz o fogo qi do coração a se acumular na região da barriga. Em termos alquímicos, isso é chamado de descida do fogo do coração para aquecer a água dos rins. Portanto, esse processo gera calor e vapor internos para fortalecer a circulação interna dos líquidos endócrinos, a água dos rins (ver fig. 5.2).

- *Abertura.* Inspire, afaste as mãos na largura de um punho e vire-as para cima. Imagine que suas mãos se transformam numa flor de lótus em botão: junte a ponta do polegar, do dedo mínimo e do dedo indicador, formando o mudra do lótus, que tem um efeito calmante sobre o sistema nervoso central (ver figs. 5.3, 5.4 e 5.5).
- *Elevação.* Continue inspirando. Imagine suas mãos como um botão de lótus que emerge do fundo de um lago até vir à tona, e eleve-as delicadamente do abdome para o coração (ver fig. 5.6).
- *Emersão.* Continue inspirando. Veja suas mãos no mudra de lótus como uma flor desabrochando que rompe a superfície da água e sobe em direção ao ar. Erga as mãos, ainda nessa posição, passando pela garganta, pelo nariz e parando na testa. Nesse ponto, sinta o calor que emana da ponta dos dedos ao tocarem de leve a sua cabeça (ver fig. 5.7).
- *Florescência.* Abra os dedos como pétalas. Abra as mãos como girassóis e estenda os braços para as laterais, com as palmas voltadas para o céu. Ao mesmo tempo, expire com o som HO (ver figs. 5.8 e 5.9). Nesse ponto, imagine que está segurando delicadamente um travesseiro acima da cabeça. Em algumas práticas budistas esotéricas, a pessoa visualiza que está segurando os pés de Buda. Deixe que o som de HO ressoe por todo o seu corpo, da cabeça aos pés. (Observação: se você sentir algum desconforto ou tiver problemas nos ombros, não levante as mãos acima do nível dos ombros.) Lembrete: você pode permanecer na postura de florescência durante toda a duração do som HO. Essa postura tem um efeito curativo especial na abertura do coração, que se deve ao alongamento dos meridianos do coração na parte interior dos braços nessa posição.
- *Abraço.* Depois que tiver eliminado todo o ar com o som de HO, inspire e junte a ponta dos dedos na testa no mudra de lótus, exatamente como um botão de lótus se fechando à noite (ver figs. 5.10 e 5.11).
- *Lua Cheia.* Continue inspirando e deixe as mãos descerem lentamente da testa para o coração. Nesse ponto, imagine que suas palmas são pétalas de flor que se fecham ao anoitecer (ver fig. 5.12). Faça uma breve pausa para sentir o coração. Tente suavizar o coração com a imagem mental de uma lua cheia brilhando sobre ele. O luar ilumina o coração com seus suaves raios translúcidos. (Observação: pode ser que de repente você ouça os batimentos cardíacos. Isso é perfeitamente normal e vai passar assim que o coração se reajustar.)
- *Descida.* Expire, deixando as palmas descerem até o nível do umbigo, como uma semente de lótus descendo para o fundo de um lago (ver fig. 5.13).

- *Reunião.* Faça movimentos circulares com as mãos, como se estivesse brincando de fazer pequenas ondas na superfície da água. Coloque-as, sobrepostas, no Campo do Elixir (ver figs. 5.14, 5.15 e 5.16). Faça uma breve pausa para deixar a respiração voltar ao ritmo normal. Se em algum ponto do exercício você perceber que a sua respiração está tensa ou tiver muita dificuldade de continuar a inspirar ou expirar, faça respirações mais curtas intermediárias. A respiração deve ser sempre natural e confortável. Esse também é um bom momento para sentir o seu corpo e verificar o efeito dos sons de cura. Observe se há alguma mudança positiva na sua postura, na sua respiração, no seu equilíbrio ou nas suas emoções. Veja se sente uma sensação de tranqüilidade e alegria. Não existe uma forma correta de se sentir. Apenas estenda os seus sentidos como tentáculos para todas as partes do corpo, da mente e do espírito. No final, você começa a sentir um fluxo sutil de qi movendo-se pelos seus meridianos de energia. Depois de um ciclo de sons de cura, é bom deixar o efeito curador passar, sem se apressar, para o ciclo seguinte. Esse momento é como o silêncio no final da Nona Sinfonia de Beethoven. É comum a platéia aplaudir apressadamente sem saborear esse momento de silêncio eterno.

Repita o processo de três a seis vezes. Mesmo depois de uma única repetição, você vai descobrir que o movimento vai ficando mais harmonioso e a respiração mais tranqüila, porque o seu corpo, as suas articulações a as suas vias de energia foram abertas. A cada repetição, veja se consegue expandir a sua consciência e captar mais detalhes nos seus movimentos.

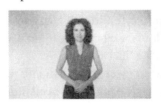
Figura 5.2 *Reunião*

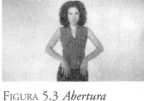
Figura 5.3 *Abertura*

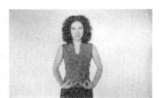
Figura 5.4

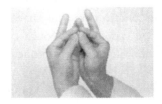
Figura 5.5

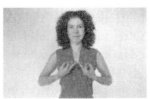
Figura 5.6 *Elevação*

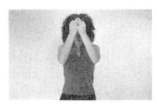
Figura 5.7 *Emersão*

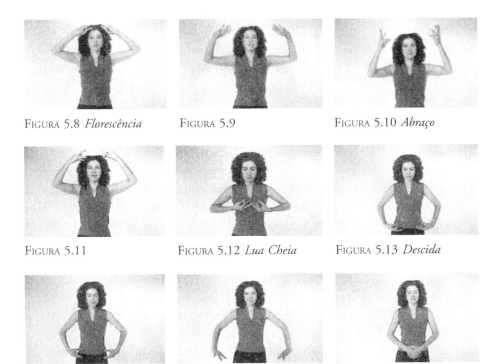

FIGURA 5.8 *Florescência* FIGURA 5.9 FIGURA 5.10 *Abraço*

FIGURA 5.11 FIGURA 5.12 *Lua Cheia* FIGURA 5.13 *Descida*

FIGURA 5.14 *Reunião* FIGURA 5.15 FIGURA 5.16

Aprimoramento do som de cura do coração

Na postura de Florescência, abra os dedos para alongar mais o receptáculo do coração, que corre do dedo mindinho para a axila. Na postura da Lua Cheia, a visão da lua cheia no coração é uma das melhores meditações para combater a insônia e a ansiedade. Você pode ficar nessa postura por quanto tempo quiser. Apenas respire normalmente. O som de cura do coração é um som forte que pode abrir as portas ao nosso panorama interior e ao seu fluxo interno de energia.

História de som de cura: Mo Gu Gai Pan

Sempre que minhas filhas se machucavam — batiam o joelho, prendiam o dedo — elas buscavam o meu conforto.

"*Mo Gu Gai Pan, Mo Gu Gai Pan...*" Eu entoava essas palavras enquanto passava a mão no local machucado, como se estivesse retirando a dor fisicamente e, depois, fingia atirá-la pela janela. Geralmente elas se sentiam muito melhor depois dessa "mágica".

— Que música é essa, papai? — elas perguntavam.

— Ah, é uma música sagrada que eu ouvi um mágico taoísta cantar quando eu era moço — eu respondia.

Num certo verão, minha filha Lingji foi convidada para apresentar uma coreografia de dança própria no Festival Jacob's Pillow. Era um dueto intitulado *Linhagem*, em que eu era o seu parceiro. Alguns dias antes da apresentação, eu mordi feio minha língua ao comer um pão duro como pedra. Eu mal podia falar durante toda a apresentação, pois minha língua estava muito inchada. Todos os dias eu exercitava o som de cura HO do coração para reduzir a dor e acelerar o processo de cicatrização. De acordo com os princípios da medicina tradicional chinesa, a língua é o broto do coração. Depois de alguns dias, o inchaço desapareceu e eu pude comer sem dificuldade.

Na última noite, depois da apresentação final, decidimos jantar num restaurante chinês para fazer uma comemoração em família.

Ao ler o cardápio, minhas filhas fizeram uma descoberta espantosa: *Mo Gu Gai Pan*, na verdade, é um prato de frango com cogumelos!

— Ei, papai, eles têm *Mo Gu Gai Pan* aqui! Todos esses anos estivemos cantando um prato chinês! — disseram elas incrédulas.

— Ah, devo ter aprendido essa música quando eu trabalhava como garçom num restaurante chinês — ri. Era maravilhoso que, depois de tantos anos, elas tivessem descoberto o meu segredo.

— Então eu deveria pedir *Mo Gu Gai Pan* para curar a minha língua — acrescentei.

Enquanto eu comia o *Mo Gu Gai Pan*, senti minha língua muito melhor, e no dia seguinte o inchaço tinha desaparecido completamente. Parte de mim sabia que isso se devia ao fato de ser um prato salgado, mas outra parte de mim ficou impressionada com o fato de a música realmente ter poder de cura.

— De agora em diante, quando vocês se sentirem tristes ou magoadas, peçam *Mo Gu Gai Pan* e vão se sentir melhor — eu disse mais tarde às minhas filhas.

Espero que suas dores e mágoas possam ser sempre aliviadas pela simples música *Mo Gu Gai Pan*.

6
BAÇO:
A MÃE TERRA

A terra absorve todas as vidas
E as devolve na forma de flores, frutos e bênçãos.
Meus pés descalços beijam a terra úmida a cada passo.
Como é maravilhoso sentir a terra me enlevar
Quando ergo meus braços para as estrelas.

NA MEDICINA TRADICIONAL CHINESA, o baço e o pâncreas são considerados um único órgão, de modo que quando um médico chinês se refere ao baço, ele está se referindo também ao pâncreas. Quais são as funções e as qualidades do baço? O baço é representado pelo elemento terra. As três funções mais importantes do baço são transformar o alimento em nutrientes, fornecer umidade e ajudar o organismo a se regenerar depois de uma doença ou de um trauma.

As três qualidades principais desse órgão são doçura, ligação com a terra e absorção. No ritual alquímico de preparação de chocolate quente a tigela amarela contendo chocolate em pó representa o baço, de forma que se você quiser se lembrar das qualidades do baço basta se lembrar das características do chocolate em pó.

O qi do baço é penetrante. Esse órgão é como a vastidão da terra, como o centro de uma teia de aranha. Sua influência se estende a todos os aspectos do funcionamento dos órgãos. O baço influencia diretamente todas as atividades do corpo humano desde o momento do nascimento.

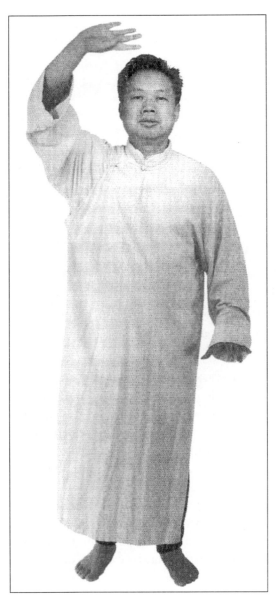

Baço

A principal função do baço é transformar os alimentos em nutrientes. Em outras palavras, é ele que transforma os alimentos que ingerimos em substâncias que o organismo consegue absorver. Além disso, o baço regula e dirige a distribuição de nutrientes para todo o organismo. Pense nele como a esposa de um fazendeiro, que deve preparar as refeições da família e também para todos os empregados da fazenda. Assim é o baço: o lar, a mãe e a cozinheira.

Outra função do baço é umedecer o coração ardente. Sem a umidade desse órgão, o fogo do coração pode facilmente causar superaquecimento. Isso pode induzir sintomas como hipertensão (pressão alta), insônia e, em casos extremos, enfraquecimento dos músculos cardíacos.

Por fim, o baço, assim como a terra, tem o poder milagroso da regeneração. Para que possamos nos recuperar de uma doença grave, o baço tem de funcionar de forma adequada. É como o que acontece depois de uma erupção vulcânica, em que, apesar de toda a devastação causada, em pouco tempo a terra consegue se regenerar e transformar o solo estéril em um solo fervilhante de vida novamente. Da mesma forma, a recuperação de uma doença depende da saúde e da capacidade do baço.

Por exemplo, pacientes cancerosos submetidos à quimioterapia muitas vezes perdem o apetite. Na medicina tradicional chinesa, a perda de apetite é considerada um empecilho para o processo de cura. Por esse motivo, os médicos chineses costumam complementar o tratamento quimioterápico com plantas medicinais para aumentar o apetite do paciente e melhorar suas funções digestivas. Uma das plantas mais comumente prescritas é a baga do espinheiro-branco, também conhecido como pilriteiro. Sabemos atualmente que, além de conter uma grande quantidade de vitamina C, a baga do espinheiro-branco é riquíssima em enzimas digestivas.

Durante a minha residência num hospital da China, um dos meus professores de medicina tradicional chinesa ensinou-me uma regra bastante prática para determinar quais os pacientes da ala oncológica sobreviveriam mais um dia. Eu esperava que ele dissesse que usava algo altamente esotérico, como diagnóstico pelo pulso, cheiro da urina ou iridologia, mas ele disse: — Apenas olhe a bandeja de almoço. A tigela de arroz está vazia? Eles comeram toda a comida?

Resumindo, o que indica se um paciente vai sobreviver mais um dia é o seu apetite. Ele me disse que nunca tinha visto um paciente prestes a morrer fazer uma boa refeição. Consequentemente, em muitos casos, quando um paciente começa a se recuperar seu apetite melhora. Portanto, quando você começa a sentir os sintomas de uma doença — vamos supor que você pegou uma forte gripe de Hong

Kong —, perde o apetite. Mas à medida que começa a se sentir melhor, o apetite volta. Esse é um sinal certo de que você está melhorando. É por isso que a maior parte das famílias chinesas leva pratos deliciosos para os entes queridos hospitalizados. Devo admitir, com certo sentimento de culpa, que já provei alguns pratos deliciosos oferecidos pelos meus pacientes. Essa é uma maneira maravilhosa de os familiares participarem da recuperação do paciente e também de reduzir os custos com internação hospitalar.

Mas a idéia mencionada acima se aplica apenas à recuperação dos pacientes. Por causa do hábito que temos de comer demais, e da abundância de comida barata nos países desenvolvidos do hemisfério ocidental, muitas pessoas sobrecarregam o sistema digestivo com excesso de alimentos que não são digeridos e acabam apodrecendo no intestino.

Esse fato, por sua vez, segundo a medicina tradicional chinesa, causa a formação de fleuma (colesterol) nas artérias, levando a infartos e derrames. Esse tipo de obstrução por fleuma também pode se transformar em várias formas de doença auto-imune, que são doenças geradas internamente, em parte devido ao nosso próprio comportamento abusivo. (Na medicina tradicional chinesa, a maior parte das doenças é atribuída ao bloqueio de fleuma causado pelo hábito de comer demais.)

A cultura norte-americana muitas vezes estimula os excessos alimentares — comer por diversão. Perto da nossa casa, no velho bairro de Chelsea, há uma excelente loja de *donuts*, onde minha esposa, Janet, é cliente. Essa loja oferece uma ótima promoção: na compra de meia dúzia de *donuts*, o cliente leva mais meia dúzia por apenas um dólar. Os funcionários da loja sempre ficam surpresos por Janet querer levar apenas meia dúzia sem aproveitar a promoção.

— Por que a senhora não leva mais meia dúzia por apenas um dólar? — perguntam eles.

Ela simplesmente ri e dá um tapinha na barriga. — É que esses seis *donuts* extras vão acabar custando muito mais que um dólar — ela responde.

Em outras palavras, não existe esse negócio de *donut* grátis. Mais tarde você vai ter de pagar, talvez quando estiver deitado na mesa de cirurgia para colocar três pontes de safena. Portanto, diga não a todas essas promoções de hambúrgueres e batatas fritas — elas podem ser baratas, mas acabam saindo caro. Essas comidas baratas sem nenhum valor nutritivo minam a nossa vida.

O ideal de um baço saudável pode ser resumido pela descrição que Buda fez do esforço correto na meditação: um instrumento de corda não pode ter as cordas esticadas demais nem frouxas demais. Portanto, não se transforme num glutão que fica com as veias e artérias bloqueadas, mas não faça nenhuma dieta rigorosa capaz de deixar o corpo murcho e seco. Nas mulheres, por exemplo, uma perda excessiva de peso pode causar infertilidade. Obviamente, existem muitos outros fatores envolvidos nos transtornos alimentares, como componentes genéticos e psicológicos que podem levar o organismo a extremos de obesidade e anorexia. Esses casos requerem medicamentos específicos que extrapolam o escopo deste livro.

FU é o som de cura do baço. Como esse som ativa a função do baço? Um dos componentes fundamentais é a língua. Quando a língua flutua livremente no meio da boca durante a emissão do som FU, a vibração da língua estimula e energiza a atividade do baço, que começa a secretar seus sucos digestivos, normalizando a função digestiva. Não admira que, depois de emitir o som FU por alguns minutos, muitos praticantes sintam uma sensação de saciedade. Portanto, a prática do som FU pode nos ajudar a evitar o hábito de "beliscar" entre as refeições e a retomar hábitos alimentares saudáveis.

Assim, quando estiver exercitando o som de FU, não deixe a língua encostar em nenhuma parte da boca. Não é fácil, uma vez que não estamos acostumados a ficar com a língua flutuando livremente na boca. O que você descobre quando tenta fazer isso? De repente você ficou mais sábio, pois como é praticamente impossível falar com a língua nessa posição, você passa a ouvir muito mais. Portanto, quando as pessoas dizem "segure a língua", elas se esquecem de acrescentar "solta na boca". Manter a língua flutuando livremente na boca constitui a essência do som de cura FU — e talvez até mesmo o caminho da sabedoria.

Outra maneira pela qual o som de FU ajuda o baço é por meio da vibração dos lábios, que reverbera por todo o trato digestivo, estimulando a sua atividade. Isso porque os lábios estão situados numa das extremidades do sistema digestivo, que é basicamente um longo tubo composto por lábios, boca, esôfago, estômago, intestino delgado, intestino grosso e reto. Quando você pronuncia o som de FU, as vibrações dos lábios frouxos percorrem todo o trato digestivo e estimulam os vasos capilares e as vilosidades do intestino, além de "sacudir" as obstruções.[1]

Para permitir que esse tubo vibre é muito importante manter os lábios moles e frouxos. Geralmente fazemos o contrário, deixando-os bem rijos. Se você tem tendência de contrair o queixo, tente praticar mantendo os lábios frouxos. Isso vai fazer com que todos os nervos e músculos faciais fiquem relaxados, além de proporcionar o benefício secundário de curar um eventual problema da articulação temporomandibular.

Quais as utilidades do som de cura FU em termos dos seus efeitos sobre o baço? Como mencionei anteriormente, a medicina tradicional chinesa considera os transtornos alimentares uma disfunção do baço. Portanto, os médicos chineses não prescrevem lipoaspiração nem grampeamento do estômago para os pacientes que comem demais. Em vez disso, eles prescrevem plantas medicinais ou o som de cura FU para ajudar o baço a voltar ao normal, e muitas vezes o paciente deixa repentinamente de sentir necessidade de comer de forma compulsiva.

Outro uso do som de cura FU é reduzir a umidade excessiva do baço, uma patologia comum desse órgão. Assim como uma inundação arrasta consigo a terra e pode provocar um desmoronamento, um sintoma comum do transbordamento do baço é a formação de edema local ou sistêmico (inchaço). O som de cura FU permite a evaporação e a expulsão do excesso de líquido. A expulsão é feita pela estimulação e abertura dos poros da pele, a evaporação é incrementada pelo livre flutuar da língua durante a emissão do som de FU.

Segundo a medicina tradicional chinesa, outra situação em que o som de FU pode trazer benefícios é para as mulheres que não conseguem menstruar por terem esgotado a função de transformação de alimentos e de nutrição do baço. Os rins (o sistema endócrino), portanto, perdem o suprimento de hormônios reprodutivos. Isso pode acontecer às atletas que se submetem a rotinas extenuantes de exercícios ou às mulheres que fazem dieta rigorosa e se tornam anoréxicas: elas não menstruam mais e, consequentemente, não podem ter filhos. O pior é que pode levar muito tempo, até mesmo anos, para essas mulheres recuperarem o ciclo hormonal normal (se é que conseguem), porque elas danificaram a função de nutrição e transformação de alimentos do baço. Existe uma prática seguida por muitas monjas budistas de jejuar até não menstruar mais. Entretanto, esse jejum é acompanhado pela cessação espontânea da fome. Muitas monjas dizem que não sentem fome, de modo que não precisam mais se alimentar. Isso se deve a uma mudança fundamental observada nos estados mental e fisiológico dessas mulheres por meio da prática da meditação e do qigong. Pois, quando a mente, o coração e o corpo atingem um estado de alegria e tranqüilidade, a pessoa não precisa mais de grandes quantidades de energia. É como se ela pudesse absorver o suficiente para o seu sustento apenas respirando, bebendo água e tomando sol. Portanto, o jejum das monjas na verdade é saudável, e representa uma prática espiritual profunda de transpor a rede de desejos. Esse jejum prolongado é resultado direto de treinamento espiritual durante toda uma existência e não deve ser imitado por ninguém sem orientação apropriada. Por outro lado, para uma leiga que esteja tentando se recuperar de algum tipo de esgotamento do baço mencionado anteriormente, o som de cura de FU vai estimular a função desse órgão e ajudar a restaurar o ciclo normal da menstruação.

Por fim, o som de FU pode ajudar o processo de recuperação depois de qualquer tipo de doença, sobretudo quando há falta de apetite. Nesse caso, ajuda a fortalecer as funções de recuperação do baço ao devolver o apetite por alimentos — e pela própria vida.

Meditação dos sons de cura em geral

Siga as diretrizes gerais para a meditação dos sons de cura descritas nas páginas 56 e 57. Ao se preparar para a meditação do baço, preste especial atenção no seguinte:

- Antes de fazer a meditação do baço, tamborile delicadamente sobre o ponto de acupressão Três Milhas a Pé (estômago-36), situado na face externa da perna logo abaixo do joelho. Isso estimula o fluxo de energia, ou qi, da perna até os dedos do pé.

Meditação do baço

A terra se move num tempo glacial, dançando em cadência com o Sol, com a Lua e com as estrelas. Sinta o movimento da terra transportando-o pelo espaço infinito das galáxias.

Imagine que você é uma estátua de pedra, absolutamente imóvel, no topo de uma montanha. Quando olha no horizonte longínquo, vê a grande expansão da terra sob os seus pés; vê o solo rico e escuro de terra fértil fervilhando de vida. Respire fundo e sinta a vastidão da terra que se estende em todas as direções. Essa é a base da nossa existência.

Durante mil anos, essa estátua de pedra ficou no topo da montanha, até que um dia ela se fende — e abrem-se fissuras na parte externa do dedão dos seus pés. Imagine que uma luz cálida e dourada preenche o espaço das fissuras. Aos poucos, as fissuras se estendem pelas bordas internas dos pés e sobem pelos tornozelos até a parte interna dos joelhos. De repente, você sente uma sensação de possível movimento, uma vez que agora há espaço na estátua. À medida que as fissuras sobem pela parte interna das suas coxas, você sente cócegas, como se uma formiguinha estivesse subindo pela sua perna. Resista ao impulso de se coçar. Continue deixando a luz dourada preencher o espaço criado pelas fissuras. Deixe que as fissuras continuem a subir pela parte da frente do corpo, fendendo-se ainda mais na altura do tronco até bem abaixo das mamas, e depois indo para os lados e parando logo abaixo das axilas.

Curta a amplidão criada ao longo das duas fissuras. Preencha ambas com luz dourada, e cada vez que respirar deixe a luz dourada ficar cada vez mais brilhante, como se você fosse um ovo de pedra que eclodisse expondo a essência interior da sua luz. Sinta um néctar doce pingar no céu da sua boca para o centro da sua língua. Engula esse néctar, deixando a sua umidade descer pela garganta até o baço, que está situado logo abaixo da mama esquerda. Dê um leve sorriso para o seu baço, e faça silenciosamente o som de FU para acalmá-lo e reconfortá-lo. Sinta o baço, sinta o estômago e todo o sistema digestivo estendendo-se, abrindo-se, como o solo rico e fértil que recobre toda a terra.

Volte lentamente. Respire fundo e coloque as mãos sobre o coração. Expire devagar enquanto abre os braços para os lados. Boceje, se sentir vontade. Inspire, erga as mãos para o céu e expire. Por fim, inspire, coloque as mãos sobre os joelhos, endireite a coluna enquanto pressiona levemente as palmas das mãos e balança os ombros.

Instruções para o som de cura do baço: FU

Componente do som	Descrição
Consoante: *F*	O *F* atua no sentido de liberar calor. O som dessa consoante é parecido com o som de soprar uma colher de sopa quente para esfriá-la.
Vogal: *U*	O *U* é como o aviso de nevoeiro emitido por um velho navio a vapor.
Som subvocálico de sopro: *Fff*	*Fff* é um som não-vocálico como o leve suspirar de uma brisa. O som de FU vai diminuindo de intensidade no final da respiração.

Componentes da respiração	Específicos
Língua	A língua deve flutuar livremente no meio da boca.
Formato da boca	Os lábios são levemente retraídos, como quando se sopra uma sopa quente para esfriá-la, porém ficam frouxos para que possam vibrar.

Instruções para o som de cura vocálico do baço

Faça um aquecimento com o som AH himalaico. Imagine que o inverno já dura há cinco meses. A terra está triste e gelada, e o metrô não está funcionando. A única coisa que funciona é o serviço de entrega dos restaurantes. Então, até que enfim chega o verão. O sol brilha e o céu finalmente está azul. E você respira fundo e diz AH. Se uma vez não for suficiente, respire fundo outra vez e repita AH. Depois de cinco meses você merece quantos Ahs forem necessários.

Quando exercitar os sons de cura, saiba que eles nada mais são do que respirações simples e naturais efetuadas sem nenhuma tensão. Não se esqueça de manter os oito componentes da respiração em estado de relaxamento durante todo o tempo. Para o som de FU, mantenha o diafragma livre de tensão. O diafragma funciona como uma tira de borracha: durante a inspiração ele estica e durante a expiração ele encolhe sem esforço. Quando relaxa, o diafragma flutua para cima, sob as costelas, e toca a base do coração. Esse movimento durante a expiração abre espaço para o baço e o estômago se expandirem depois de terem sido comprimidos durante a inspiração. Um dos aspectos importantíssimos da respiração de FU é aumentar o movimento do diafragma para massagear o baço e outros órgãos.

Além disso, especificamente no caso do som de cura de FU, a língua deve flutuar solta no meio da boca. Por fim, mantenha os lábios frouxos para que eles possam vibrar, como se você estivesse prestes a dar um beijo bem suave e molhado em alguém que você ama (ver fig. 6.1).

O som de cura de FU tem três componentes — a consoante, a vogal e o som de sopro. A consoante é o som *f*, que permite a liberação do acúmulo excessivo de calor no baço. O som vocálico de FU é o som de *u*, que serve para fortalecer o órgão. O som subvocálico de sopro nutre o órgão e é o som que os seus lábios em vibração fazem quando você assopra, como se estivesse tentando fazer um bebê rir ou imitando o som de um avião movido por hélices.

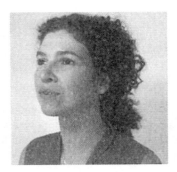

Figura 6.1 FU

Quando fizer o som de FU, deixe o som da consoante *f* sair primeiro, depois o som da vogal *u* e termine com o som de sopro. Mantenha a língua flutuando livremente na boca. Deixe os lábios vibrarem frouxamente. Você vai notar que, se os seus lábios estiverem frouxos e suaves, haverá uma "bolsa de ar" entre eles e a gengiva. Se você fizer o som de FU da forma correta, vai ficar parecido com um aviso de nevoeiro emitido por um navio, bastante suave.

Na minha época de faculdade, meu colega de quarto tinha uma namorada que cresceu nas proximidades de um porto. Quando era criança, ela sempre adormecia com o som baixo e veemente dos sinais de nevoeiro emitidos pelos navios. Algumas vezes, no meio da noite, quando ela ficava com o meu colega, eu ouvia esse som surdo e veemente e pensava: "O que esse aviso de nevoeiro está fazendo num apartamento?" E eu sonhava que estava com baleias na imensidão azul do mar. Certa manhã, meu colega me confidenciou timidamente que tinha de imitar esse som para que a namorada pegasse no sono. Que gesto mais terno!

Instruções para o movimento do som de cura do baço

A imagem do movimento do som de cura do baço é o de montanhas, de nuvens e de um rio turbulento. A direção desse movimento é simultaneamente para cima e para baixo. Imagine que as suas mãos são dois elementos diferentes, uma mão se movendo para cima na direção do céu, como as nuvens, e a outra se movendo para baixo na direção da terra, como uma cachoeira. Lembre-se de manter a respiração suave e os ombros soltos, e de não retesar as costas.

- *Reunião*. Para começar, coloque as mãos sobrepostas no Campo do Elixir, três dedos abaixo do umbigo. Deixe o calor das mãos emanar para o baço e o estômago. O aquecimento dos órgãos digestivos aumenta a sua capacidade de digerir os alimentos (ver fig. 6.2).

- *Elevação*. Inspire e levante lentamente as mãos com as palmas voltadas para cima e cruzadas como as asas de um cisne, do abdome para o coração (ver figs. 6.3 e 6.4). Esse gesto de colocar as mãos cruzadas sobre o coração representa uma expressão de sinceridade. A sinceridade é a característica do baço.
- *Divergência*. Expire com o som de FU. As mãos se separam e se movem em direções opostas. Erga a mão direita para o céu, como uma nuvem suave, com a palma voltada para cima. Ao mesmo tempo, a mão esquerda desce na direção da terra, como uma cachoeira, com a palma voltada para baixo (ver figs. 6.5 e 6.6). Se você tiver algum problema no ombro e não conseguir levantar os braços acima de determinado ponto, levante o máximo que puder sem forçar o movimento nem causar nenhum desconforto.
- *Céu e Terra*. Continue expirando com o som de FU e abra a mão direita (nuvem) diretamente acima da cabeça. Ao mesmo tempo, abra a mão esquerda (terra) no nível da coxa (ver fig. 6.7). O movimento da mão direita para cima leva nutrientes para o cérebro e os pulmões provenientes do baço e do estômago. O movimento da mão esquerda para baixo ajuda a eliminar os resíduos, transportando-os para o intestino grosso. Mantenha essa postura Céu e Terra enquanto durar o som de FU. Sinta o som vibrando nas duas mãos. Cuide para que seus ombros não fiquem encurvados, e deixe o cotovelo direito ligeiramente fletido. Sinta o movimento oposto das duas mãos com o de uma massa de pão sendo esticada.
- *Envolvimento*. Inspire e deixe a mão direita descer lentamente para o coração. Ao mesmo tempo, deixe a mão esquerda subir devagar e cruzar a mão direita na altura do coração. Retome a posição de asas de cisne dobradas (ver figs. 6.8 e 6.9). Nesse ponto, o braço direito se sobrepõe ao esquerdo. O braço esquerdo fica mais próximo do corpo.
- *Divergência*. Expire com o som de FU. Suas mãos começam a se dirigir para direções opostas. Levante a mão esquerda para o céu como uma nuvem suave, com a palma voltada para cima. Ao mesmo tempo, desça a mão direita, com a palma voltada para baixo, em direção à terra como se fosse uma cachoeira (ver fig. 6.10).
- *Céu e Terra*. Continue expirando com o som de FU e abra a mão esquerda (nuvem) acima da cabeça. Ao mesmo tempo, abra a mão direita (terra) sobre a coxa (ver fig. 6.11). Essa imagem é exatamente igual à de Céu e Terra anterior, com as mãos trocando de posição. Quando realizar esse movimento com o som, veja se sente uma vibração na ponta dos dedos.

- *Repetição.* Repita até três vezes a seqüência de Envolvimento, Divergência e Céu e Terra para cada mão.
- *Envolvimento.* Inspire e deixe a mão da nuvem descer lentamente para o coração. Ao mesmo tempo, deixe a mão da terra subir devagar e cruzar com a mão direita na altura do coração. Retome a posição de asas de cisne dobradas (ver figs. 6.12 e 6.13).
- *Descida.* Para finalizar, expire e deixe as mãos descerem para o abdome, três dedos abaixo do umbigo, como se fossem folhas caindo de uma árvore (ver figs. 6.14 e 6.15). Faça uma breve pausa e deixe o qi se assentar no *dantien*, o Campo do Elixir.
- *Reunião.* Inspire e abra as mãos para fora como se estivessem fazendo um pequeno movimento de onda na superfície de um lago. Sobreponha as mãos no Campo do Elixir (ver figs. 6.16, 6.17 e 6.18). Repouse imóvel e envie as antenas internas do corpo para avaliar o efeito do som de cura do baço.

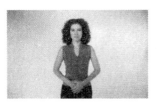

Figura 6.2 *Reunião*

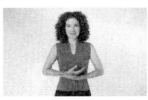

Figura 6.3 *Elevação*

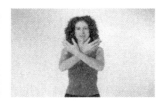

Figura 6.4

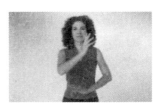

Figura 6.5 *Divergência*

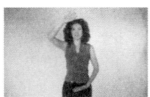

Figura 6.6

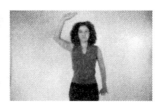

Figura 6.7 *Céu e Terra*

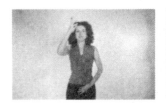

Figura 6.8 *Envolvimento*

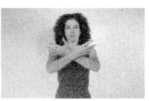

Figura 6.9

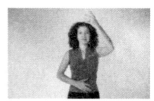

Figura 6.10 *Divergência*

BAÇO: A MÃE TERRA 97

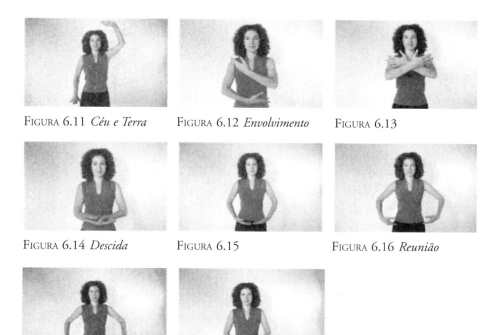

FIGURA 6.11 *Céu e Terra*   FIGURA 6.12 *Envolvimento*   FIGURA 6.13

FIGURA 6.14 *Descida*   FIGURA 6.15   FIGURA 6.16 *Reunião*

FIGURA 6.17   FIGURA 6.18

Aprimoramento do som de cura do baço

Como o baço controla o sistema muscular, o som de cura do baço do qigong é um dos mais exigentes de todos os seis sons de cura em termos físicos. Aconselho os iniciantes a abordarem a prática do som de cura do baço em pequenas etapas, a se movimentarem de um modo que evite dores desnecessárias no ombro. Por exemplo, talvez seja melhor não erguer o braço além do nível da garganta, com a mão diante do rosto. Mesmo com essa forma modificada ainda se pode obter os benefícios do qigong. Com o tempo, à medida que o ombro fica mais livre, o braço vai se elevar naturalmente acima da cabeça. Tenho exercitado essa forma modificada com alguns alunos e obtido bons resultados. Lembre-se: se o sapato estiver apertado, faça um buraco nele. Quando achar muito difícil determinado exercício do qigong, reduza a amplitude do movimento.

A cada repetição, aborde sempre os movimentos com uma sensação diferente. Assim como os batimentos cardíacos não são repetitivos, a natureza jamais se repete.

História de som de cura: no restaurante Grande Shanghai

Depois das nossas aulas matinais de qigong, levávamos o nosso mestre para comer bolinhos chineses perto da Confucius Plaza em Chinatown, Nova York. Eu aprendi que muitas vezes o nosso Sifu (mestre em chinês) nos transmitia alguns dos mais profundos ensinamentos durante a refeição. Existe algo de sagrado no fato de se sentar ao redor de uma mesa de refeição com um mestre chinês.

— Ai! — gritou um dos alunos ocidentais ao morder um bolinho fumegante.

— Ei, você tem de soprar delicadamente para esfriar o bolinho na colher. — Sifu começou a soprar com um som de "Fuuuuuu". Olhei em volta para ver se os meus colegas haviam absorvido esse ensinamento, mas eles estavam ocupados demais com seus bolinhos para notar que Sifu acabara de revelar o som de cura do baço. Anotei discretamente na minha caderneta.

— Veja: se você soprar delicadamente assim, "Fuuuu", vai esfriar o bolinho e torná-lo mais saboroso — acrescentou ele. Escrevi nas minhas anotações: "O som FU vai preparar o sistema digestivo para esfriar e absorver o alimento, tornando, dessa forma, o bolinho mais saboroso." Nos quinze anos em que fui discípulo de Sifu, a maior parte dos seus ensinamentos era transmitida de improviso, como naquele dia.

Naquele momento, chegou um garçom e nos serviu outra porção de bolinhos fumegantes. Sifu levantou os olhos e sorriu, apontando para o garçom. — Vocês precisam conhecer o senhor Chang. Ele é um grande mestre taoísta. — Todos nós afastamos as cadeiras para nos levantar e fazer uma leve reverência para o homem de meia-idade com olhos brilhantes.

— Ah, o mestre de vocês é muito gentil. Sou apenas um homem comum. Ele sim é um grande mestre taoísta com habilidades incríveis — replicou.

— Velho Chang, não adianta mais se esconder. Por que não conta aos meus discípulos a história da sua chegada aos Estados Unidos?

— Bem, se vocês tiverem um tempinho sobrando, eu vou lhes contar a minha experiência pessoal — disse ele ainda de pé.

— Claro, o senhor pode nos transmitir os seus ensinamentos, por favor? — Eu sabia que um discípulo deve solicitar formalmente ensinamentos.

— Pobre, sem dinheiro para viajar de avião, decidi que a melhor maneira de vir para os Estados Unidos era trabalhando num petroleiro. Eu era o cozinheiro da tripulação. Depois de quinze dias no mar, numa noite houve um grande furacão.

O capitão pediu a todos, tanto aos tripulantes quanto à equipe da cozinha, para ajudar a proteger o carregamento no convés. Por medida de segurança, eu vesti um colete salva-vidas. As ondas eram assustadoras. Eram como montanhas negras que se levantavam e se espatifavam no convés. Felizmente o navio era forte. — Naquele momento a campainha da cozinha tocou e o senhor Chang foi pegar os outros pratos que havíamos pedido.

Quando voltou, ele prosseguiu: — Como eu tinha treinamento em artes marciais, apesar da tempestade eu conseguia andar sem cair. Notei que um dos tripulantes tinha certa dificuldade para proteger o carregamento e fui ajudá-lo. De repente, uma onda gigantesca arrebentou bem em cima de mim e me jogou para fora do navio. Fui atirado dentro da água gelada no escuro. A água encheu a minha boca e parecia encher todas as partes do meu corpo. Eu duvidava que alguém tivesse ouvido meus gritos. Tudo à minha volta estava escuro. Senti o meu corpo afundar no meio de uma onda enorme. Eu não conseguia mais ver o navio em lugar algum. Pela primeira vez, percebi como os seres vivos eram pequenos e insignificantes diante da Mãe Natureza. Fiz as minhas orações e as minhas despedidas silenciosamente. Parei de me debater e abandonei todas as esperanças. Então, de repente, uma enorme onda me levantou e me jogou de volta ao convés do navio. Como meus joelhos falsearam quando tentei ficar em pé, engatinhei para um local seguro. Tudo isso aconteceu em menos de um minuto. Eu havia morrido e renascido num único momento. Depois disso, vivi cada dia como se fosse uma dádiva dos céus. — O senhor Chang recolheu os pratos sujos e voltou para a cozinha. Ele caminhava com leveza, entre a vida e a morte.

— Bem, esse é o Tao, a força da natureza. O que retira vida também devolve a vida. Se a terra faz você cair, ela também o ajuda a se levantar. Agora, quem vai pagar essa refeição? — Sifu riu enquanto nos olhava sentados ali imóveis.

— Permitam-me — disse eu, apressando-me para pagar a conta.

Na saída, quando eu andava na calçada, de repente percebi o que o mestre nos tinha mostrado. Foi uma lição sobre a natureza do baço, a força da terra. O mesmo que toma também devolve. A cada passo, eu sentia a Mãe Terra puxando delicadamente meus pés e depois atirando-os de volta; o chão sobre o qual eu andava estava vivo, enrolado com uma mola profunda. Desde esse dia no restaurante, mesmo em pé, imóvel, posso sentir a força de Gaia, a consciência viva da terra.

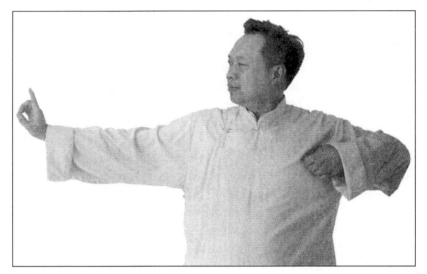

Pulmão

7

PULMÕES: OS CAVALEIROS DE ARMADURA BRILHANTE

A ipoméia translúcida se abre
Como um guarda-sol branco,
Produzindo sombra para a mosca iridescente.

NA TEORIA DA MEDICINA TRADICIONAL CHINESA, cada órgão do corpo humano possui a sua própria consciência. A consciência do pulmão tem o espírito de proteção e o sentimento de mágoa. Os pulmões são os protetores dos órgãos internos. Sua estrutura física se abre como um guarda-chuva, formando um escudo que protege os outros órgãos. Os pulmões constituem a primeira barreira de defesa entre o ambiente interno e o mundo exterior. São também os primeiros a serem atacados por vírus e bactérias externas. De acordo com a medicina tradicional chinesa, é nesse órgão, que começa a funcionar no momento da nossa primeira respiração, que se origina o fluxo de energia. Os pulmões são chamados de *taiyin*, Yin Supremo ou o órgão que ocupa o maior espaço no corpo humano. Estendida, a área da superfície dos pulmões cobriria uma quadra de handebol.

O melhor modo de entender o funcionamento do pulmão é pelo ritual alquímico de preparação do chocolate quente. Recordando, no ritual alquímico recriamos um paradigma do organismo, no qual os órgãos internos são representados por diferentes recipientes, e os fluidos que circulam entre os órgãos são representados pelos líquidos que despejamos de um recipiente no outro. As funções do pulmão são simbolizadas na quinta etapa da preparação do chocolate quente, em que o leite é despejado da tigela de metal na mistura de chocolate. O leite, a tigela de metal e a ação de despejar a mistura incorporam os três principais aspectos da função dos pulmões.

O primeiro aspecto é a função de enriquecimento e resfriamento, simbolizada pelo leite armazenado na tigela de metal. Os pulmões enriquecem o sangue com oxigênio e qi, e ao mesmo tempo resfriam o organismo, porque o ar oxigenado que entra nos pulmões é muito mais frio que o ar que sai (composto predominantemente por dióxido de carbono). Assim, na medicina tradicional chinesa, o sangue recém-oxigenado das artérias é mais frio que o sangue desoxigenado das veias, pois o sangue venoso também funciona como um dissipador do calor proveniente da combustão celular. Se a função resfriadora do pulmão for enfraquecida, o organismo poderá ficar facilmente superaquecido.

Outro aspecto dessa função dos pulmões é que eles dirigem o fluxo do qi. De acordo com a medicina tradicional chinesa, o qi pulmonar é o maior responsável pelo enriquecimento e resfriamento do sangue, porque é a sua força ativa que movimenta o sangue por todo o corpo. Essa relação entre o qi e o sangue indica a estreita relação entre os pulmões e o coração. Quando existe falta de qi pulmonar ocorre a estagnação da circulação sangüínea; e quando existe deficiência de qi pulmonar, não há força suficiente para impulsionar o sangue, e, dessa forma, o coração tem de trabalhar mais para enviar sangue para todo o corpo. Sem a função de resfriamento dos pulmões, o coração fica superaquecido e os músculos cardíacos podem ficar lesados.

Trabalhos estressantes ou uma súbita explosão de atividades de alto impacto vão sobrecarregar o coração e superaquecê-lo. De acordo com a teoria da medicina tradicional chinesa, exercício físico em excesso, sobretudo se for feito de forma incorreta, superaquece o coração, podendo, na verdade, lesar os músculos cardíacos. No caso dos "atletas de fim de semana" e sua maratona de *jogging* de sábado à tarde, é bom esclarecer que correr é maravilhoso quando o corpo está condicionado, mas se os pulmões não tiverem capacidade para respirar plenamente o coração ficará superaquecido. Quando os pulmões estão enfraquecidos e não conseguem absorver uma quantidade suficiente de oxigênio ou qi, o coração tem de bater mais rápido para compensar a falta de qi. Da mesma forma, o leite é essencial na preparação do chocolate quente, porque ele enriquece e resfria o chocolate para que ele possa ser tomado.

O segundo aspecto dos pulmões é a sua função protetora, ou resposta imunológica. No nosso ritual alquímico, essa função é representada pela tigela metálica, que contém o leite refrescante. O metal simboliza a função de guardião e protetor dos pulmões contra infecções e invasões de patógenos oriundos do meio ambiente. No modelo da medicina tradicional chinesa, os pulmões são representados como um guarda-chuva que protege todos os órgãos situados embaixo dele. Segundo esse modelo, os pulmões geram o qi imunológico, ou o qi de defesa, e o fazem circular na parte externa do corpo, a pele. Esse qi protetor serve para combater e destruir infecções, que é uma das propriedades principais da pele. A pele é o órgão com o qual a maior parte dos patógenos entra em contato primeiro; ela é a primeira barreira entre o ser humano e o meio ambiente. Portanto, os pulmões e a pele estão estreitamente relacionados. Ambos participam ativamente da interação entre o ambiente externo e o ambiente interno. A pele é a nossa barreira externa, e os pulmões são as nossas barreiras internas entre o mundo exterior e o mundo interior das nossas células. No interior dos tecidos dos lobos pulmonares, além da rica rede de capilares sangüíneos, há também uma densa rede de vasos linfáticos. Esses vasos se tornam sentinelas contra corpos estranhos provenientes do ar. Portanto, quando os fumantes lesam os próprios pulmões ao inalar gases nocivos e partículas carcinogênicas, eles reduzem tanto a sua capacidade respiratória quanto a resposta imunológica dos pulmões.

Quando os pulmões estão saudáveis, a pele fica brilhante. Quando estão doentes, a pele fica pálida, acinzentada. Na medicina tradicional chinesa, muitas doenças de pele são atribuídas à fraqueza dos pulmões e de suas funções. Se você trabalha ou mora num ambiente fechado sem ventilação adequada, logo terá problemas de pulmão. Observe os funcionários de escritórios que trabalham em cubículos e não tomam ar fresco. No final do dia, estão com a pele acinzentada e manchada. Em contrapartida, veja os trabalhadores rurais ou apanhadores de maçã vendendo produtos no mercado local — a pele deles está brilhante, parecendo repleta de qi. É realmente impressionante. E isso vai acontecer com você também. Se você passar uma semana em contato com o ar do campo, vai notar uma melhora na sua cútis, não apenas porque o ar é bom para a pele, mas também porque é bom para os pulmões.

O revigoramento da pele vai ajudar a respiração. Um exemplo disso é a técnica usada pela medicina tradicional chinesa para tratar problemas de pulmões, chamada *gwa sa*, que significa "raspar com areia". O agente de cura chinês passa óleo nas costas e no peito do paciente e faz uma fricção vigorosa com uma colher lisa de cerâmica. Essa fricção pode aliviar problemas pulmonares, como asma ou tosses crônicas. Esse tratamento costuma ser empregado em crianças chinesas com problemas respiratórios. Quando eu era pequeno, minha mãe aplicou gwa sa em mim com uma moeda de prata e funcionou. Esse tradicional método chinês de cura deve ser empregado por um agente de cura experiente, portanto não tente fazer sozinho. Mas você pode escovar todo o corpo com uma escova de cabelos de cerdas naturais. Isso vai ajudar a revigorar os pulmões. Além disso, não recomendo o uso de roupas feitas de tecido sintético, que impedem a pele de respirar. Vista roupas de fibras naturais. O influxo de ar pode melhorar a saúde da pele, dos pulmões e a respiração.

A terceira função dos pulmões é gerar uma força descendente, simbolizada no ritual alquímico pelo despejar da mistura. Para que é isso? Por que é importante? Um dos principais objetivos dessa força descendente exercida pelo pulmão é a eliminação de produtos residuais. Quando os pulmões estão debilitados em decorrência de uma infecção ou de outro quadro clínico, a força descendente fica fraca demais para empurrar os produtos residuais do intestino grosso para o cólon, acarretando prisão de ventre e acúmulo de toxicidade no organismo. De acordo com a medicina tradicional chinesa, a prisão de ventre pode ser causada pelo enfraquecimento da função descendente do pulmão. Para aliviar uma prisão de ventre crônica, muitos médicos chineses prescrevem plantas medicinais que fortalecem o pulmão, uma vez que a prisão de ventre será eliminada quando esse órgão estiver forte. Observei que muitos pacientes que sofrem de prisão de ventre crônica apresentam função pulmonar debilitada e respiração superficial. Uma pessoa com prisão de ventre provavelmente não tem uma respiração muito profunda. Obviamente, nem todo mundo com respiração superficial tem prisão de ventre. Idosos e crianças pequenas muitas vezes têm prisão de ventre crônica, porque seus pulmões são naturalmente fracos.

Sintomas de tosse e falta de ar também podem ser conseqüência de força pulmonar descendente insuficiente. Em ambos os casos, a força descendente está sendo neutralizada pela força ascendente da doença. Observe que tanto na asma como na tosse, a expulsão do ar é superficial e para cima.

Trabalhar com essa força descendente é importantíssimo na prática do som de cura XI. Para compreender a razão disso, pense em como o som de XI é sobretudo um som sibilante. Se você é artista de teatro, conhece o poder do som sibilante — tudo o que você precisa é que algumas pessoas na platéia o emitam: uma no canto esquerdo, uma atrás, uma na frente e fecham-se as cortinas! Portanto, o som sibilante de XI é um modo primordial de levar energia para baixo, e isso ajuda a direção descendente da força exercida pelo pulmão.

Os antigos mestres taoístas também tinham consciência de que o som de XI era um som outonal. É o som da energia em queda, das folhas que caem. Se você ficar em silêncio na floresta durante o outono, vai ouvir um "hsss, hsss", que é o som de folhas caindo no chão, e uma leve melancolia vai se infiltrar no seu espírito. Talvez seja por isso que outono [em inglês] chama-se *fall* [queda].

Portanto, os pulmões gostam que as coisas sejam levadas para baixo, e o objetivo do som de cura do pulmão é reforçar essa função descendente. É por causa da energia descendente do pulmão que em toda respiração do qigong os praticantes são estimulados a respirar para baixo, na direção da sola dos pés. Assim, a respiração fica em harmonia com o fluxo descendente do qi pulmonar. Por outro lado, se por alguma estranha razão você quiser criar uma prática anti-qigong, simplesmente instrua um aluno a respirar para cima na direção da cabeça. Você pode chamar isso de um tipo de "qigong sombrio", porque aposto que esse praticante vai acabar ficando doente.

Pratique sempre com uma respiração longa e profunda. Dessa forma, o qigong reforça o fluxo descendente natural dos pulmões e permite que eles fiquem livres de resíduos e infecções. Quando os pulmões estão limpos, suas funções enriquecedoras e refrescantes podem trabalhar de forma adequada para nos suprir com sangue rico, fresco e oxigenado.

Que a sua respiração seja tão profunda que penetre no centro da terra.
Respiração longa, vida longa!

Meditação dos sons de cura em geral

Siga as diretrizes gerais para a meditação dos sons de cura descritas nas páginas 56 e 57. Ao se preparar para a meditação do pulmão, preste especial atenção no seguinte:

- Quando colocar as mãos sobre os joelhos com as palmas voltadas para baixo (ou as mãos sobre as coxas com as palmas para cima, se achar mais cômodo), estenda levemente os polegares. Os polegares são os pontos terminais dos meridianos do pulmão e controlam a abertura e o fechamento desse órgão. Abrir os polegares ajuda a abrir os pulmões.

Meditação do pulmão: lua cheia

Sente-se confortavelmente numa cadeira com os pés bem apoiados no chão e os olhos fechados de forma suave, sem apertar as pálpebras. Apóie as mãos nos joelhos. Imagine que é madrugada e que hoje é dia de Lua cheia. Respire tranqüilamente e visualize seus pulmões como câmaras de ar infláveis. O pulmão direito contém três câmaras de ar, e o esquerdo contém duas. Pense que cada uma dessas câmaras tem seus próprios dutos por onde circula o fluxo de ar.

Imagine que você está num amplo espaço aberto iluminado pela luz do luar. Inspire e visualize o luar entrando pela narina direita e descendo até a câmara mais alta do pulmão direito. Deixe inflar todo o lado direito do seu peito, vire delicadamente o pescoço para a direita e mexa a cabeça de um lado para o outro. Esse movimento relaxa o duto direito de ar. Em seguida, diga simplesmente "Como vai?" para o seu pulmão direito.

Continue a respirar o luar e deixe que ele seja absorvido para a segunda câmara de ar do lado direito. Dessa vez, sinta o movimento logo abaixo do mamilo, uma sensação de amplidão, e deixe as costelas se expandirem. Continue relaxando o lado direito do pescoço. Por fim, respire fundo e deixe o luar preencher o lobo inferior do pulmão direito.

Quando os três lobos do pulmão direito estiverem repletos de luz, sinta a expansão e a liberdade em todo o lado direito do corpo. É quase como se ele estivesse flutuando livremente. Sinta uma sensação refrescante do lado direito, desde a narina até o pulmão, passando pelo pescoço. Se sentir uma leve tontura, não tenha medo. Simplesmente faça uma pausa. Na maioria das vezes, essa é uma reação natural, pois o cérebro está recebendo uma quantidade muito maior de oxigênio do que está acostumado.

Agora, olhe dentro de si mesmo e veja a diferença entre os dois lados do seu corpo. Perceba a sensação cinestésica da sua respiração. Você sente que o lado direito está mais livre e que o ar penetra no pulmão direito com mais suavidade? Essa simples percepção vai tornar a sua respiração mais aberta e mais livre.

Agora vamos equilibrar o outro lado. Ainda sentado sob a lua cheia, deixe que o luar penetre na câmara superior do seu pulmão esquerdo. Visualize a luz entrando pelo seu nariz e indo direto para a câmara superior do pulmão, preenchendo o lobo superior com luar prateado. Lembre-se de que o pulmão esquerdo só tem dois lobos, por isso continue a respirar suavemente, inspirando mais fundo para que a luz se infiltre no lobo inferior do pulmão esquerdo. Enquanto isso, relaxe o lado esquerdo do pescoço, virando novamente a cabeça, devagarinho, de um lado para o outro, para facilitar o relaxamento dos músculos do pescoço. Você vai sentir uma sensação de umidade, como uma névoa que desce do céu para a sua cabeça. À medida que a névoa se condensa, as gotas de orvalho do céu começam a cair da cabeça para o coração. Você consegue ouvir o pim, pim, pim? Deixe essas gotas de orvalho se expandirem a partir do coração para todo o pulmão, levando consigo energia de cura. Continue a respirar mais fundo e mais livremente. Visualize outra vez a névoa descendo do céu, mas dessa vez deixe que ela seja iluminada para se transformar num arco-íris. À medida que o arco-íris descer lentamente da cabeça, sinta uma sensação de calor e comichão percorrer seus ombros de um lado ao outro, descer pelos braços até sentir gotículas de condensação pingarem dos seus dedos. Deixe toda a escuridão, todo o pesar, todo o desespero e toda a mágoa caírem com as gotículas.

Para finalizar, sopre suavemente algumas vezes à sua volta para dispersar as gotículas escuras e pronuncie com delicadeza o som XI. Sinta como a escuridão e o desespero se dispersam como uma neblina e são absorvidos pelo ambiente ao seu redor. XI é um som bastante tranqüilizador, como uma brisa soprando nas dunas e a areia roçando as algas marinhas sobre a relva. Nesse momento, o ar e o ambiente que o cercam estão livres de desespero e estão repletos da luz suave do luar da noite.

Abra os olhos devagar, sorria para si mesmo, sorria para os seus pulmões e diga "Olá, como vai?" E um dia desses você pode se surpreender com uma resposta dos pulmões.

Abra os braços delicadamente e erga-os para o céu; inspire e expire dizendo "Ahh", e deixe os braços caírem sobre suas coxas. Faça isso três vezes, e na última vez chacoalhe os dedos, como se estivesse dizendo "Estou sentindo a força, estou sentindo a força" ou "Acredito em Peter Pan", e depois deixe os braços caírem.

Instruções para o som de cura do pulmão: XI

Componente do som	Descrição
Consoante: *X*	O *X* atua no sentido de resfriar os pulmões. O som da consoante é parecido com o apito de uma chaleira.
Vogal: *I*	A vogal *I* tem som de *zeee*, semelhante ao zumbido de uma abelha.
Som subvocálico de sopro: *Hsss*	*Hsss* é um som não-vocálico semelhante ao canto do grilo. O som de XI vai diminuindo de intensidade no final da respiração.

Componentes da respiração	Específicos
Língua	A ponta da língua deve ser mantida levemente entre os dentes.
Formato da boca	Os lábios se retraem delicadamente para os lados, expondo os dentes.

Instruções para o som vocálico de cura do pulmão

No som de cura de XI, é importante manter os oito componentes da respiração naturalmente relaxados — sobretudo o diafragma, que como você se lembra é como uma tira de borracha. Durante a inspiração ele desce, permitindo a expansão dos pulmões. Durante a expiração ele se retrai como uma tira de borracha, subindo sob as costelas e expelindo o ar dos pulmões. O aspecto mais importante de uma expiração completa é que ela permite que o diafragma expulse a maior quantidade de ar possível dos alvéolos pulmonares. Lembre-se também da posição da língua — você deve colocar a ponta da língua entre os dentes, mas não mordê-la. Por fim, retraia os lábios como se estivesse sibilando, e relaxe e abra a garganta e a laringe (ver fig. 7.1). O som de cura XI tem três componentes:

- Tem a consoante *x*, com um som parecido com o apito de uma chaleira. Essa consoante ajuda a liberar o excesso de calor.
- Tem a vogal *i*, de som bem anasalado e que, na verdade, se parece mais com *zeee*. Esse som ajuda a fortalecer o pulmão.

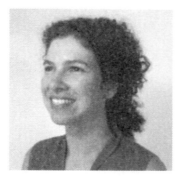

Figura 7.1 *XI*

- Por fim, há o som subvocálico de sopro, que é um som sibilante silencioso de *hsss*. É quase como o apito suave da chaleira ao soltar o vapor. É um som sibilante bem suave, feito sem nenhuma malícia. Esse som nutre o órgão.

Exercitar o som de cura é como fazer um sanduíche de três camadas. A camada de cima é a consoante, a camada do meio é a vogal e a camada de baixo é o som de sopro. É importante incluir os três aspectos do som de cura.

Tente fazer o som de XI agora. Sente-se ou fique em pé, mas confortavelmente. Deixe o corpo em repouso, mantendo todo o tronco relaxado, do abdome até a garganta. Coloque a ponta da língua entre os dentes. Quanto ao timbre, seja natural. As mulheres podem alcançar um timbre mais alto, e os homens podem alcançar um timbre mais baixo. Repita o som três vezes.

Instruções para o movimento do som de cura do pulmão: arco e flecha

A imagem do movimento do som de cura para os pulmões é a do arco e da flecha.

- *Reunião.* Fique em pé, com os pés separados na largura do ombro. Coloque as mãos sobrepostas sobre o Campo do Elixir, três dedos abaixo do umbigo (ver fig. 7.2). Lembre-se, você pode fazer os sons de cura do qigong sentado ou em pé, como preferir.
- *Elevação.* Inspire, feche a mão delicadamente com os punhos frouxos e cruze os braços. Suba os braços cruzados devagar do Campo do Elixir para o coração, parando na altura do peito, como se estivesse dando um leve abraço em si mesmo (ver figs. 7.3, 7.4 e 7.5). À medida que os braços sobem para o peito, sinta as costas se abrirem, permitindo que um volume maior de ar chegue aos pulmões. O principal na maior parte dos movimentos do qigong é manter uma postura suave, aberta, relaxada. Os punhos devem estar frouxos, e não apertados. Qualquer tensão desnecessária impedirá o movimento dos pulmões.
- *Arco e flecha.* Expire com o som de XI. Estenda devagar o punho esquerdo, o "arco", no nível do ombro para o lado com o polegar apontado para cima. Vire simultaneamente a cabeça para o lado esquerdo e concentre o olhar no polegar. Imagine que você está olhando para um objeto à sua esquerda. Ao mesmo tempo, leve o punho direito, a "flecha", para a direita, perto da

axila, como se estivesse puxando um arco; mantenha o cotovelo abaixado (ver figs. 7.6 e 7.7). Mantenha essa postura de Arco e Flecha para os pulmões. Quando emitir o som de cura do pulmão, XI, sinta a vibração percorrendo toda a extensão dos seus braços. Ao posicionar o punho direito, não use força. Imagine que o arco é feito com o fio de uma teia de aranha, mantenha o punho frouxo e deixe-o repousar no seu peito.

- *Cruzamento.* Inspire, relaxe os braços e cruze-os sobre o peito novamente (ver figs 7.8 e 7.9). Relaxe. Faça uma pausa para sentir o seu peito. Verifique se está relaxado, e não tenso. Observe qualquer alteração no seu movimento respiratório. Veja se a respiração parece mais suave ou mais profunda.
- *Arco e flecha.* Expire com o som de XI. Estenda delicadamente o punho direito, o "arco", no nível do ombro para o lado com o polegar apontando para cima. Vire a cabeça simultaneamente para o lado direito e olhe para o polegar. Imagine que está mirando um alvo à sua direita. Ao mesmo tempo, leve o punho esquerdo, a "flecha", para a esquerda, perto da axila, como se estivesse puxando um arco; mantenha o cotovelo abaixado (ver figs. 7.10 e 7.11). Mantenha a postura relaxada. Deixe que a vibração do som de cura percorra toda a extensão dos seus braços e chegue aos pulmões.
- *Repetição.* Repita até três vezes as etapas Arco e Flecha, Cruzamento, Arco e Flecha para a esquerda e para a direita.
- *Cruzamento.* Por fim, junte os braços lentamente e cruze-os mais uma vez sobre o peito (ver figs. 7.12 e 7.13). Respire naturalmente, relaxe e observe a alteração no seu movimento respiratório. A sua respiração está mais fácil? Ela ficou mais profunda?
- *Descida.* Para terminar, abra lentamente os punhos e depois os braços, como se estivesse abrindo uma cortina. Abaixe as mãos bem devagar para o abdome (ver figs. 7.14 e 7.15).
- *Reunião.* Inspire e abra as mãos para fora, como se estivesse fazendo um movimento de onda na superfície da água. Coloque as mãos sobrepostas no Campo do Elixir (ver figs. 7.16, 7.17 e 7.18). Se estiver em pé, chacoalhe delicadamente as pernas. Se estiver sentado, deixe a coluna estremecer como um cachorro sacudindo a água do corpo. Isso libera qualquer acúmulo de tensão.

PULMÕES: OS CAVALEIROS DE ARMADURA BRILHANTE   111

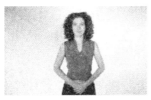

FIGURA 7.2 *Reunião*

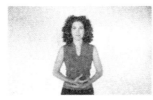

FIGURA 7.3 *Elevação*

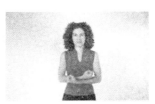

FIGURA 7.4

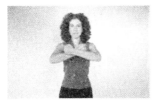

FIGURA 7.5

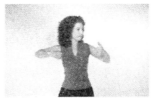

FIGURA 7.6 *Arco e Flecha*

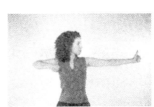

FIGURA 7.7

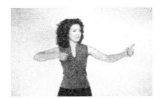

FIGURA 7.8 *Cruzamento*

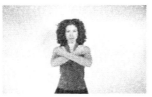

FIGURA 7.9

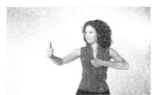

FIGURA 7.10 *Arco e Flecha*

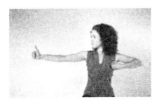

FIGURA 7.11

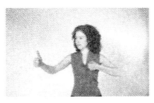

FIGURA 7.12 *Cruzamento*

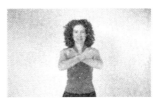

FIGURA 7.13

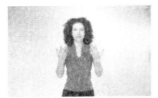

FIGURA 7.14 *Descida*

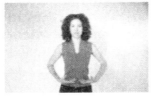

FIGURA 7.15

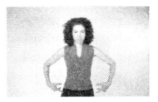

FIGURA 7.16 *Reunião*

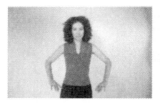   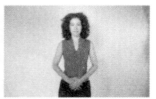

Figura 7.17   Figura 7.18

Aprimoramento do som de cura do pulmão

Assim como no capítulo anterior, se você tiver algum problema nos ombros, não levante os braços acima do nível do ombro. Modifique o movimento sem estressar o corpo. Ao virar a cabeça para o lado, não incline a cabeça para trás nem force o pescoço girando-o com força. Sempre aconselho os iniciantes a virarem a cabeça apenas quarenta e cinco graus, e não totalmente para o lado. Isso vai reduzir a tensão no pescoço. O movimento de olhar para o lado ou diagonalmente para o canto alonga os músculos do pescoço e abre a artéria carótida que passa nessa região, melhorando, assim, a circulação sangüínea para a cabeça.

A postura de Arco e Flecha ajuda os pulmões a absorverem um maior volume de ar. Quando puxar o arco, mantenha as costas bem eretas, sem arquear a região lombar nem transferir o peso do corpo para os tornozelos.

Os taoístas vêem o cosmos em termos de permutações numerológicas. A realização de três repetições invoca os três domínios: celeste, humano e terreno. Embora não haja nenhum problema em fazer quatro ou cinco repetições, no espírito da alquimia, eu aderi ao esquema clássico da numerologia taoísta.

História de som de cura: seus movimentos pareciam um pouco rígidos

"Seus movimentos pareciam um pouco rígidos", — foi o comentário de um dos convidados durante a demonstração que Ben fez de Taiji na comemoração do Ano-Novo chinês da nossa escola.

— Rígidos! Ben não tem pernas — retruquei. O convidado arregalou os olhos e ficou boquiaberto.

Ben era um veterano do Vietnã que perdera as duas pernas dos joelhos para baixo na explosão de uma mina. Ele havia me procurado para tratar da dor fantasma, e também para que eu o ajudasse a andar mais naturalmente com a prótese.

— Já consultei alguns médicos, e eles me disseram que a dor que eu sinto é um tipo de dor fantasma — disse Ben. — Sempre que ando com a prótese sinto essa dor aguda e cortante que sobe dos dedos do pé para os joelhos. Eu sei que não tenho mais os dedos do pé, mas é isso o que eu sinto.

Observei Ben caminhando. Ele baixava cada pé como se o chão estivesse cheio de cacos de vidro. Dava perfeitamente para perceber que ele usava prótese. Eu sabia que tinha de tratar primeiro da sua dor fantasma para que ele pudesse aprender a andar com mais naturalidade.

Comecei trabalhando a respiração de Ben, que era bastante trancada e presa. Ele respirava com dificuldade como se estivesse se afogando.

— Coloque as mãos no peito e sinta a terra sob os seus pés. Sinta como ela é sólida, e torne-se uma coisa só com o chão — instruí Ben, que estava deitado no chão.

De repente, seu corpo começou a se agitar violentamente, como uma truta pulando para fora da água.

— Desculpe-me, isso sempre acontece quando começo a relaxar — disse Ben.

— Tudo bem. Não reprima esse alívio espontâneo. Deixe que ele termine lentamente. Mas concentre-se nas palmas das mãos e sinta como a sua respiração está fluindo — prossegui.

Suas pernas começaram a tremer. — Os dedos do meu pé estão doendo muito — gemeu Ben.

Usei minha intuição para me guiar para o campo de energia dos dedos do pé dele e comecei a fazer uma leve massagem nos "dedos fantasmas". Eu podia sentir uma sensação de comichão sob as palmas das mãos, e de repente um calor intenso foi liberado. Acostumado com o campo energético do qigong, não fiquei surpreso, embora eu não estivesse tocando nada, apenas o ar. Quando fechei os olhos, pude imaginar os dedos de Ben contorcidos num espasmo de dor. Com os dedos da minha mão, massageei delicadamente o campo de energia dos dedos do pé dele.[1]

— Ah, a dor passou. À medida que Ben foi relaxando, o espasmo foi passando, e ele começou a migrar para uma zona crepuscular do estado de vigília. Sua respiração começou a ficar mais tranqüila. Com o reconhecimento e a liberação da dor fantasma, Ben também conseguiu abandonar a mágoa que sentia por ter perdido as pernas. O sentimento de mágoa prejudica a função dos pulmões. Ao liberar a mágoa, ele conseguiu recuperar a capacidade pulmonar normal.

— Agora, Ben, enquanto caminha, imagine que os dedos dos seus pés estão se abrindo e que você pode confiar no chão. — Conduzi Ben pelos lentos movimentos do Taiji. Seu rosto se abriu num grande sorriso quando ele sentiu a terra com os "dedos dos pés".

Depois de três anos de tratamento, Ben fez uma demonstração de Taiji na comemoração do Ano-Novo. Mais tarde, eu contei a Ben o comentário do convidado de que seus movimentos eram um tanto rígidos.

— Vou considerar esse comentário como um elogio — riu Ben.

Desde que tratei de Ben, tive a oportunidade de trabalhar com outros pacientes que tinham sofrido extração de órgãos ou amputação de alguma parte do corpo. Enquanto trabalho com o corpo físico, sempre presto atenção também no equilíbrio do órgão "energético" que falta.

8

RINS: FOGO E ÁGUA

Água primordial,
Escura e fértil no reflexo da Lua,
Água e fogo dançam a Criação da vida.

O RIM É UM ÓRGÃO ATÍPICO. É o único órgão na medicina tradicional chinesa que apresenta tanto as características da água quanto as do fogo. Enquanto os outros órgãos só têm um elemento (o coração é fogo, calor; os pulmões são metal, resfriamento), nos rins, a água e o fogo se misturam. Quando os médicos chineses se referem ao rim, eles se referem também às glândulas supra-renais, situadas logo acima desse órgão. Se você já comeu rins de frango, deve ter notado aquelas pequenas áreas que parecem pedaços de gordura. São as glândulas supra-renais. O rim, na verdade, é um órgão com dois sistemas diferentes: o rim propriamente dito, que é aquoso, e a glândula supra-renal sobrejacente, que é ardente.

De acordo com a medicina tradicional chinesa, os rins servem como baterias recarregáveis para o organismo. Quando nascemos, elas recebem uma carga completa, e à medida que envelhecemos, elas vão descarregando. Embora possam ser recarregadas, essa recarga é apenas parcial. Elas só recarregam até certo ponto antes de perderem a vida útil. Do mesmo modo, para a medicina tradicional chinesa os rins são dotados de força de vida pré-natal. Essa força começa a se degenerar a partir do nascimento, levando ao envelhecimento e, no final, à morte. É por isso que os agentes de cura taoístas dão tanta atenção ao rim. *Ji san* é uma famosa expressão chinesa que descreve alguém que dá valor à vida. Numa tradução literal, *ji* significa conhecer e *san* significa rim; portanto, dar valor à vida é conhecer os rins, porque eles são a bateria, o reservatório da vida.

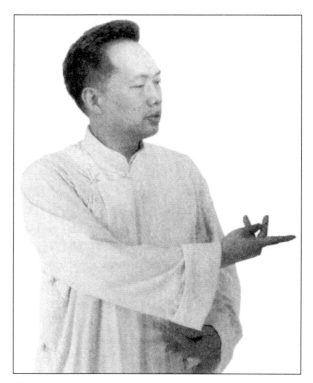
Rim

Na medicina tradicional chinesa, todos os líquidos essenciais, inclusive o sangue, o fluido sexual, a saliva, a medula óssea e o líquido cefalorraquidiano, são gerados e controlados pelo rim, que atua como um reservatório, que distribui os fluxos para cultivar e nutrir todo o corpo. Por exemplo, o sangue, que banha todas as partes do corpo, sai do reservatório do rim para alimentar o coração. Pode parecer engraçado pensar que o coração precisa dos nutrientes do sangue, mas é exatamente por isso que as pessoas têm infarto: elas não têm suprimento sangüíneo suficiente para irrigar os músculos cardíacos, porque suas artérias coronárias estão entupidas. Desse reservatório também há um efluxo do que a medicina tradicional chinesa denomina fluidos seminais ou ovarianos (e que a medicina moderna chama de hormônios endócrinos) para nutrir os órgãos de reprodução.

No caso das mulheres, os rins desempenham vários papéis. Eles estão envolvidos no ciclo menstrual, pois regulam o fluxo cíclico de sangue, e, portanto, são responsáveis por qualquer doença ou distúrbio menstrual. Quando as meninas ficam menstruadas pela primeira vez, seus rins desabrocham. A energia faz com que eles se abram. Quando isso acontece, a pele fica bastante brilhante e úmida, como uma laranja inflada e madura pendurada na laranjeira, pronta para ser colhida. Isso acontece porque o qi renal irriga esse órgão com o fluido da reprodução sexual. À medida que a mulher fica mais velha, seus rins começam a ficar secos, e quando ela atinge a idade de quarenta e nove anos (segundo o *I Ching*), o fluido reprodutivo do rim se esgota e ela entra na menopausa. No caso dos homens, isso acontece aos cinqüenta e seis anos, quando a potência e o desejo sexual, bem como os níveis hormonais, começam a entrar em declínio, como na menopausa feminina.

O rim também é responsável pela produção e conservação da saúde da medula óssea e do líquido cefalorraquidiano (LCR). A medula óssea nutre os ossos e também participa da produção de sangue. Com relação ao LCR, do ponto de vista da medicina tradicional chinesa, o rim tem um canal direto com o cérebro (essa é a base da meditação do órgão oco apresentada nas páginas 120—121). Portanto, quando o LCR (que a medicina tradicional chinesa chama de líquido cerebral) seca, advém a senilidade ou o desenvolvimento de doenças como Parkinson ou Alzheimer. Sabemos agora que o cérebro precisa de um suprimento adequado dos chamados hormônios sexuais, como a testosterona e a progesterona. Quando esses hormônios acabam, o cérebro começa a se degenerar. Esse é o aspecto aquoso do rim, que flui lenta e gradualmente, deslocando-se como a maré, de acordo com o ciclo lunar.

Vamos analisar agora o outro aspecto do rim, o aspecto ardente. Em primeiro lugar, o rim é considerado a origem do triplo aquecedor, cuja função consiste em aquecer as três principais partes do corpo. Nesse ponto há um pequeno cenário para ilustrar a parte ardente do rim: meio milhão de anos atrás, um homem das cavernas sai de manhãzinha, ainda meio adormecido, em busca do café da manhã. De repente, um tigre-de-dente-de-sabre salta diante dele. Instantaneamente, o homem das cavernas desperta, solta um grito e se desvia, escapando do animal.

O que permitiu que o homem da caverna despertasse com tanta rapidez foi o rim ou, mais especificamente, a glândula supra-renal, localizada sobre esse órgão. Quando ela reage a uma ameaça ou a um *stress*, secreta adrenalina, e a resposta é imediata. Esse é o aspecto ardente do rim, uma vez que o fogo age com bastante rapidez. Por esse motivo, o rim é extremamente suscetível ao *stress* imediato. O efeito do *stress* no rim é detectado na hora. Infelizmente, como o rim dele tinha sido submetido a um grande *stress*, o homem da caverna levou bastante tempo para se acalmar — ele ficou em estado de alerta, pronto para correr ou lutar pela própria vida.

Hoje em dia, usamos *stress* artificial para estimular o rim. Por exemplo, os habitantes de regiões setentrionais, onde o inverno é longo e escuro, bebem um número muito maior de xícaras de café por dia do que os habitantes dos trópicos. Algumas pessoas bebem doze xícaras de café por dia para se estimular. A estimulação constante do rim faz a sua chama aumentar para um nível muito alto. Aparentemente essas pessoas estão bem, são vivas e falam pelos cotovelos. E então o que acontece? Elas podem apresentar fadiga crônica, entrar em depressão profunda e fazer coisas como atirar-se da montanha com uma moto. De acordo com a medicina tradicional chinesa, períodos longos de *stress* sem nenhuma trégua podem causar depressão profunda e até mesmo levar ao suicídio.

Outra função do fogo do rim é monitorar a taxa metabólica do organismo. Quando temos mais tarefas a desempenhar, ele aumenta um pouco a chama. Quando somos jovens, a nossa taxa metabólica é mais elevada e, portanto, podemos comer bastante e manter o peso. Mas à medida que ficamos mais velhos, a taxa metabólica fica mais lenta. O fogo já não é tão forte, mas continuamos a alimentá-lo com o mesmo tipo de combustível. Então a chama fica fraca, e o metabolismo não consegue mais digerir totalmente os alimentos, criando muitos resíduos no organismo. É isso o que acontece com os jogadores profissionais de futebol. Mesmo depois de pendurarem as chuteiras, eles continuam a comer como se ainda fossem esportistas. Mas como a taxa metabólica não é mais tão alta como na época em que estavam na ativa, eles engordam bastante.

Como é que o *stress* afeta o rim? Bem, eis aqui um exemplo: um corretor da bolsa de valores trabalha duro o dia todo, e, para relaxar, depois do trabalho vai a uma academia de ginástica fazer exercícios aeróbicos de alto impacto. Segundo a medicina tradicional chinesa, isso não funciona, porque ele está gastando energia demais: na verdade, está estressando ainda mais o corpo. Então, um dia ele não tem ânimo para se levantar e entra em colapso mental. Em algumas experiências realizadas com animais submetidos a estresses repetidos, a secção posterior dos rins revelou a presença de hemorragia interna.

Portanto, reduzir o *stress* significa não estressar ainda mais o corpo. Se você quiser que os rins permaneçam abertos e não sejam obstruídos, exercite o som de cura CHU do rim, que atua usando vibrações bastante sutis para curar o órgão. Isso é conseguido tocando-se de leve os molares durante a emissão do som de cura, pois isso faz os ossos vibrarem. E como os rins são responsáveis pelo crescimento ósseo, ele limpa a medula óssea e ainda elimina qualquer congestionamento renal.

Segundo os antigos mestres taoístas, a rota para a saúde reside no simbolismo da água em cima e do fogo embaixo. O som de cura específico que eles escolheram, CHU, expressa tanto a qualidade ardente do rim (que é *ch*, o som sibilante) quanto o som aquoso da água subterrânea (o gorgolejante *u*).

A cada passo que você der, caminhe de forma bastante consciente, para não espirrar a água do rim e apagar a chama. O inverso também é verdadeiro: não tenha uma vida tão estimulante a ponto de aumentar a chama e secar o pote.

Meditação dos sons de cura em geral

Siga as diretrizes gerais para a meditação dos sons de cura descritas nas páginas 56 e 57. Ao se preparar para a meditação do rim, preste especial atenção no seguinte:

- Como os pontos energéticos dos rins estão situados na concavidade dos pés, sente-se com as pernas separadas na largura dos ombros e enrole ligeiramente os dedos dos pés como se estivesse aspirando água da terra. Essa posição ajuda a puxar o líquido dos pés de volta para o coração.
- Manter a coluna naturalmente ereta, sem esticá-la demais. No diagnóstico da medicina tradicional chinesa, costas fracas representam um sinal de mau funcionamento dos rins. Assim, o fortalecimento das costas ajuda indiretamente a restaurar a saúde dos rins. No começo, você pode ficar cansado rapidamente, mas com perseverança e prática os músculos da coluna serão fortalecidos. Então você poderá sentar-se confortavelmente por um período mais longo.

Meditação para o som de cura do rim

Incluí duas meditações para o rim, porque esse órgão atua de forma dupla, como órgão de resfriamento aquoso e como grande liberador de adrenalina. Os praticantes taoístas há muito detectaram a existência de um tipo especial de fogo no interior do rim. Graças à ciência moderna, sabemos que as glândulas supra-renais estão situadas sobre os rins; sua função ajuda a nos manter alertas e prontos para enfrentar o perigo.

Tente fazer os dois tipos de meditação e veja qual o que funciona melhor para você. Sem examinar a pessoa, eu não posso dizer qual é a mais adequada para ela. As duas meditações para o rim podem ter efeitos profundos sobre os órgãos, e não causam nenhum dano. Apenas você vai preferir uma delas.

MEDITAÇÃO NÚMERO 1 PARA O RIM: VACUIDADE

A utilidade de uma tigela é a sua vacuidade.
A utilidade de um cômodo é a sua amplidão.
— *Tao Te Ching*

Sente-se confortavelmente e apóie os pés com firmeza no chão. Se estiver sentado numa cadeira, coloque as mãos sobre os joelhos, feche os olhos, toque a ponta da língua no céu da boca, na parte situada logo atrás dos dentes, e respire algumas vezes. Se detectar alguma área de tensão, ajuste a posição do corpo.

Visualize os seus rins. Veja-os como duas massas de argila situadas na região mediana das costas. Perceba o formato e a textura do rim. Algumas pessoas o sentem muito seco e outras, muito úmido. Visualize suas mãos amassando delicadamente a argila do rim, enquanto você inspira e expira. Se estiver seco demais, engula, e quando fizer isso leve um pouco de saliva para os rins para umedecer a argila — a massa de argila que representa o seu rim — e amasse-a até que ela fique suave e macia, com se estivesse fazendo peças de cerâmica.

Em seguida, com as mãos energizadas, estique delicadamente uma longa peça de argila de cada rim para baixo, na direção do umbigo. Devagar, sem quebrar as peças enquanto as alonga, respire dentro delas para que fiquem ocas: dois tubos ocos, um do rim esquerdo e um do rim direito. Estique-os para baixo e funda-os na região do umbigo. Depois, à medida que os tubos continuarem a descer, deixe que se separem e se dirijam para as suas gônadas. Nas mulheres, eles devem descer até a região dos ovários; nos homens, devem descer até os testículos. Deixe que os tubos se fixem nos ovários ou nos testículos. Então, respire dentro deles para que se transformem em duas esferas ocas. Em seguida, encha-os de luz. Encha-os com líquido. Encha-os com *jing*, a sua essência procriadora. E faça uma pausa.

Agora, trabalhe no sentido contrário. Percorra o caminho inverso, das esferas ocas das gônadas para os tubos — o direito e o esquerdo emergindo no umbigo —, subindo e se separando novamente na direção dos rins direito e esquerdo. Eu quero que você forme outros dois tubos a partir dos rins. Dessa vez, os tubos direito e esquerdo se fundem no coração. A partir desse ponto, eles prosseguem como um tubo único, que sobe por trás da garganta, pelo pescoço, até chegar ao cérebro, no nível das sobrancelhas. Respire lentamente na extremidade desse tubo, formando uma esfera mais ou menos do tamanho de uma noz. Respire e preencha o vazio de toda a estrutura, de toda a estrutura endócrina. Preencha o vazio com líquidos agradáveis.

Por fim, preencha o espaço das cinco estruturas ocas: a parte central do cérebro, os dois rins e as duas gônadas. Ao respirar, sincronize o movimento do cérebro, dos rins e das gônadas. Sinta-os expandindo-se e contraindo-se com a respiração, como se fossem um único organismo com vida própria. Nenhum desses órgãos é sólido. Eles são preenchidos com espaço. Os problemas surgem quando o órgão fica sólido. Você deseja manter uma sensação de espaço no sistema endócrino oco.

Para terminar, inspire, abra os braços e espalme as mãos para fora, desabrochando a partir do coração. Volte para o sistema endócrino oco, sentindo todo o vazio se expandir e ser preenchido por luz, umidade e um líquido dourado, e sorria para os seus rins. De vez em quando, pode ser que os rins não retribuam o sorriso ou, na verdade, estejam mal-humorados. Outras vezes, os rins agem como um gato. Não tem importância — continue sorrindo. Depois abaixe as mãos devagar, colocando-as sobre os joelhos.

Volte lentamente. Veja como se sente por dentro. Sinta uma sensação de amplidão. Inspire fundo e abra os olhos devagar. Enquanto eles se abrem, erga as mãos para o céu. Em seguida, deixe que elas caiam rapidamente no colo e expire. Inspire e espalme as mãos para os lados. Expire e deixe que caiam. Por fim, inspire e espalme as mãos atrás da cadeira, virando para a direita e para a esquerda. Leve as mãos lentamente de volta para a frente e expire.

MEDITAÇÃO NÚMERO 2 PARA O RIM : ÂMBAR LUNAR

Água primordial,
Escura e fértil no reflexo da Lua,
Água e fogo, o fluxo cíclico lunar das marés.

Imagine que você está sentado à beira de um lago calmo, o lago primordial, ouvindo o barulho das ondas e deixando a mente acompanhar esse som. Sincronize a respiração com o fluxo da maré. O luar, com o seu toque sereno, desce como uma corrente de líquido luminoso para o centro do seu cérebro. Deixe o néctar lunar se condensar numa única gota de âmbar logo atrás do terceiro olho, o espaço entre as sobrancelhas.

Com um estalo quase audível, o âmbar luminoso cai dentro dos seus rins. Visualize os rins como um objeto negro, translúcido e brilhante, como uma obsidiana. Quando o âmbar cair dentro dos rins, você sentirá uma liberação súbita e, ao mesmo tempo, uma contração do rim. Visualize a luz âmbar se irradiando e iluminando a escuridão do rim.

Deixe a luz atingir os órgãos sexuais. Sinta a conexão entre o cérebro, os rins e os órgãos sexuais estabelecida pelo filamento de luz. Respire suavemente para aumentar esse filamento.

Continue a estender esse filamento de luz para baixo, até a sola dos pés. Sinta um calor suave nessa região. Deixe que esse calor suba como névoa e banhe de luz todo o seu corpo.

Instruções para o som de cura do rim : CHU

Componente do som	Descrição
Consoante: *Ch*	O *Ch* atua no sentido de liberar *stress*/calor dos rins.
Vogal: *U*	A vogal *u* combinada com a consoante acima é como o som de um trem "choo-choo".
Som subvocálico de sopro: *Sch*	*Sch* é um som não-vocálico parecido com o sopro suave do vento. O som de CHU vai diminuindo de intensidade ao final da respiração.

Componentes da respiração	Específicos
Língua	A ponta da língua se enrola e retrai ligeiramente para a parte posterior da boca.
Dentes	Os molares se tocam de leve, como se estivessem prendendo um chiclete macio. Os dentes devem vibrar durante o som de cura.
Formato da boca	Os lábios ficam levemente franzidos e arredondados.

Instruções para o som vocálico de cura do rim

Antes de exercitarmos o som de cura do rim, vamos começar com o som de sopro AH himalaico. Que imagem usamos para os rins? Imagine que você está descendo por uma rua muito fria. O vento sopra seus cabelos e você está todo agasalhado, parecendo uma múmia egípcia. Quando finalmente chega ao seu destino, você abre a porta e o ambiente está quente. Então você vê três garotinhas, todas dizendo "oi" para você. Você tira o casaco e o cachecol e diz AH. Repita esse AH. Diga com vontade, sentindo-se feliz pelo cumprimento das três meninas. Repita pela última vez. As três garotinhas representam a sua mente, o seu corpo e a sua fala.

O som de cura CHU é composto de três partes: a primeira é a consoante, o *ch* firme. A função da consoante é liberar o calor excessivo e, no caso do rim, o *stress*.

A segunda parte do som de cura CHU é a vogal *u*. Para emitir esse som corretamente é preciso encostar de leve os molares, como se você estivesse prendendo uma lâmina finíssima de ouro entre os dentes, mas sem quebrá-la. Ou então fingir que está prendendo um pedacinho de chiclete entre os molares e pronunciar *u*. Retraia a língua quando pronunciar essa vogal. Trata-se de um tipo de rosnar gutural, e serve para fortalecer os rins.

Por fim, a terceira parte do som de cura é o som subvocálico soprado. Esse som é como *sch*. É quase inaudível, por esse motivo é chamado de subvocálico. Nunca vá a apresentação de um coro subvocal, pois você não vai ouvir nada! Ao emitir um som subvocal, você está abrindo a sua traquéia. Isso é bastante relaxante e reconfortante, e nutre o órgão.

Agora exercite o som. Encoste os molares de leve, sem fazer força, para que possa vibrar os dentes. Quanto à língua, deixe a ponta retrair o máximo que puder (ver fig. 8.1). Em seguida, pronuncie suavemente CHU. Em geral, as mulheres têm um timbre mais alto e os homens, um timbre mais baixo. Descubra o timbre com o qual se sente mais confortável e, então, sinta a vibração em todo o maxilar. O segredo é fazer o osso vibrar. Repita, e dessa vez você poderá encurvar ligeiramente a parte mediana das costas para fazer vibrar o rim.

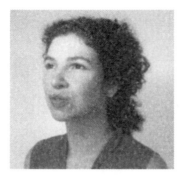

FIGURA 8.1 *CHU*

Instruções para o movimento do som de cura do rim

- *Reunião*. Coloque as mãos sobrepostas no Campo do Elixir, três dedos abaixo do umbigo. As mulheres devem manter a palma da mão direita mais próxima do corpo, e os homens, a palma da mão esquerda (ver fig. 8.2).
- *Abertura*. Inspire, espalmando as mãos como pétalas de orquídea. Vire-as para dentro, de modo que as costas da mão quase se toquem (ver fig. 8.3).
- *Florescência*. Continue a inspirar. Junte a ponta do polegar, do dedo médio e do anular de cada mão, e estenda os dedos indicador e mindinho. Essa posição forma o mudra da orquídea (ver fig. 8.4). Continue a virar as mãos para dentro, até que as palmas fiquem voltadas para cima (ver fig. 8.5). Junte as mãos como duas flores de um único ramo.
- *Elevação*. Ainda inspirando, levante as mãos até logo abaixo das costelas e arqueie levemente a região lombar, como se estivesse se curvando para a frente para cheirar a flor (ver fig. 8.6).
- *Giro para Fora*. Expire com o som de CHU e forme com as mãos um arco de cerca de quarenta e cinco graus na frente do corpo, mantendo os cotovelos na mesma posição (ver figs. 8.7 e 8.8). Mantenha o movimento sincro-

nizado com a expiração até o final do som de cura. À medida que as mãos giram para fora, a expiração termina.
- *Giro para Dentro*. Inspire profundamente e leve as mãos de volta à região logo abaixo das costelas (ver figs. 8.9 e 8.10). Repita de três a seis vezes as fases Giro para Fora e Giro para Dentro.
- *Descida*. Expire e deixe as mãos caírem lentamente para o abdome, mantendo o mudra da orquídea (ver fig. 8.11).
- *Reunião*. Inspire e desfaça o mudra abrindo os dedos. Estenda as mãos para fora, de modo que tracem um pequeno semicírculo no ar. Coloque as mãos sobrepostas no Campo do Elixir (ver figs. 8.12. 8.13 e 8.14).

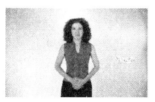
Figura 8.2 *Reunião*

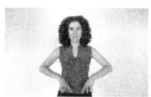
Figura 8.3 *Abertura*

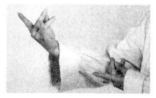
Figura 8.4 *Mudra da Orquídea*

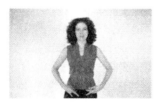
Figura 8.5 *Florescência*

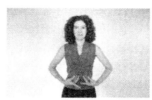
Figura 8.6 *Elevação*

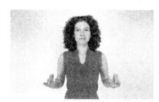
Figura 8.7 *Giro para Fora*

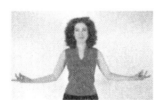
Figura 8.8

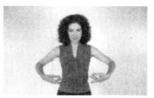
Figura 8.9 *Giro para Dentro*

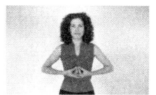
Figura 8.10

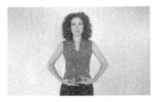
Figura 8.11 *Descida*

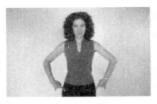
Figura 8.12 *Reunião*

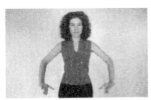
Figura 8.13

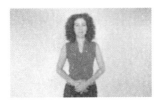
Figura 8.14

Aprimoramento do som de cura do rim

No mudra de orquídea, os dedos se transformam nos pistilos centrais, no estigma e nas pétalas externas da flor. Esse mudra estimula e equilibra de forma sutil as glândulas endócrinas e reprodutoras, assim como os pistilos e o estigma são os órgãos reprodutores e sexuais da flor, emitindo néctares e fragrâncias, seus feromônios sexuais. Pode ser até mesmo que você sinta um aroma adocicado quando estiver praticando o qigong.

Nas fases de Giro para Dentro e Giro para Fora, as mãos se movem ligeiramente como flores balançando ao sabor do vento. Durante o movimento, visualize suas mãos como um ramo de flores roxas na luz da manhã, dançando suavemente com o zéfiro suave. Gotículas de puro néctar caem das pontas dos seus dedos.

História do som de cura: o errante

— Oi, aqui é Bo. Estou de volta e gostaria de visitá-lo. — Essa era a mensagem da minha secretária eletrônica.

Bo começou seus estudos comigo há seis anos. Depois de concluir os estudos de qigong, começou seu "Projeto Errante" como fotógrafo, jornalista e explorador, viajando para partes distantes do mundo. Ele ainda é um dos meus alunos à distância.

Quando começou a estudar comigo, Bo tinha vinte e poucos anos. Era loiro, tinha o cabelo comprido e usava uma barba rala. Ele se interessou pelos sons de cura do qigong por causa de um problema em especial. Depois de uma aula, Bo ficou para trás para me fazer uma pergunta.

— Eu desmaiei no banheiro, e minha namorada teve de me arrastar para a cama — foi a queixa inicial de Bo.

— Quantas vezes isso aconteceu? Você se lembra das circunstâncias que envolveram o desmaio? — tentei averiguar com o maior tato possível se Bo tinha usado drogas psicotrópicas.

— Bem, eu desmaiei duas vezes nos últimos três meses. A primeira vez foi depois que fiz amor. Fui ao banheiro em seguida e simplesmente desmaiei enquanto urinava. A segunda vez foi há dois meses, e aconteceu a mesma coisa. — Ele estava um pouco constrangido.

Perguntei a Bo se ele tinha ido ao médico. Ele disse que sim e que os exames de sangue não haviam detectado nenhum problema. O médico apenas disse para ele não ficar preocupado.

— Isso é comum em alguns homens — eu lhe disse. — Na medicina tradicional chinesa, a atividade sexual está relacionada com os rins. Ao ter relação sexual, você esgotou temporariamente a essência dos seus rins. Quando tentou urinar, todo o sangue foi drenado do cérebro para os rins, à medida que você relaxou o trato urinário e os rins. Naquele momento, você desmaiou devido à falta de sangue. Existem duas soluções fáceis para o seu problema. O mais óbvio é parar de ter relações sexuais.

Virando os olhos, ele perguntou: — Qual a outra opção?

— Bem, uma antiga prática taoísta ensina a apertar os dentes de leve durante a micção. Isso impede que a essência dos rins seja esgotada junto com a urina. Tente inspirar enquanto urina. No começo será difícil, mas você vai se acostumar. A propósito: enquanto estiver inspirando, tente silenciosamente fazer o som de CHU — aconselhei.

Bo parecia um tanto perplexo, mas praticou o método diligentemente sempre que urinava. Ele descobriu que é difícil urinar e inspirar apertando os dentes ao mesmo tempo, mas depois de um ou dois dias ele conseguiu.[1]

Um ano depois, ele nunca mais desmaiou. Então Bo decidiu deixar o emprego de assistente num estúdio fotográfico e viajar pelo mundo. Quando o seu qi renal foi restaurado, ele conseguiu tomar decisões importantes para a sua vida, uma atitude própria de quem tem rins saudáveis. A crise da meia-idade nos homens se deve à mudança na energia sexual que ocorre no âmbito dos rins, e isso faz com que eles vejam a vida com olhos críticos. Para Bo, isso aconteceu na casa dos vinte.

Ele terminou com a namorada, uma modelo sueca, e foi para o Himalaia fotografar os elementos de terra e ar. Depois de três anos, ele veio me visitar e me contou sobre as alegrias da vida solitária no sopé do Himalaia, no Nepal. As fotografias que ele tirou do céu azul e das nuvens, bem como dos ossos ressequidos de animais na cordilheira do Himalaia, eram fantásticas. Essas fotos me inspiraram a criar o som soprado himalaico para meus seminários de sons de cura.

Os três anos seguintes Bo passou numa cidade costeira da Irlanda, fotografando o oceano. Essa temporada foi dedicada ao próximo elemento, a água. Ele voltou mais uma vez e me contou as novidades do seu último projeto. Dessa vez, havia muitas histórias de romance e canções. As fotografias da costa irlandesa pareciam expressar a eterna batalha entre a terra e o oceano — cada qual queria reclamar o que havia perdido.

— Então aonde vai para o seu projeto do fogo? — perguntei, entregando a Bo uma xícara de chá.

— Bem, eu conheci uma australiana na Irlanda. Ela me convidou para percorrer o interior da Austrália. Vou encontrá-la dentro de alguns dias — disse Bo.

— Bem, cuidado! Acho que o fogo da mulher pode fazê-lo ficar preso na Austrália — eu disse rindo.

Há três anos espero mais notícias de Bo, enquanto ele explora o elemento fogo — talvez quando ele me enviar o convite do seu casamento na Austrália.

9

TRIPLO AQUECEDOR: A FORNALHA ORGÂNICA

Três taoístas malucos riram
Até cair de costas.
— Por quê? — pergunta você.
— Você não sabe que a risada é o melhor remédio para a velhice?
— respondem eles apontando para a Lua.

PARA COMPREENDER as funções do triplo aquecedor, podemos usar a analogia de um velho prédio de três andares. Nesse modelo, o triplo aquecedor representa tanto os elementos estruturais que separam cada pavimento quanto o sistema composto pelo aquecedor de água e o radiador que liga os três pavimentos. Logo, uma das principais funções do triplo aquecedor é distribuir e regular o calor no edifício. Às vezes o radiador também pode ser usado para se estabelecer uma comunicação com os vizinhos — por exemplo, quando eles estão tocando música *heavy-metal* no maior volume. Batendo-se de leve no radiador com um bastão, o som chega ao andar de cima. Assim, o triplo aquecedor também serve como um meio de comunicação entre os três pavimentos.

Quais são os três andares? O andar superior corresponde ao aquecedor superior, que serve como agente de aquecimento e comunicação dos pulmões e do coração — o sistema cardiopulmonar. O segundo andar corresponde ao aquecedor intermediário, que serve como agente de aquecimento e comunicação do baço e do estômago. O andar térreo representa o aquecedor inferior, que serve como agente de aquecimento e comunicação dos rins, do fígado e dos órgãos reprodu-

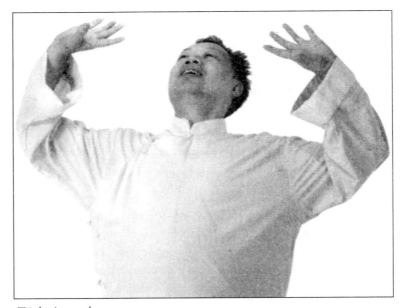

Triplo Aquecedor

tores. Os dutos e meridianos, vias energéticas que conectam os três aquecedores, percorrem os três andares. Para que o triplo aquecedor funcione de forma apropriada, esses dutos e meridianos devem permanecer abertos. Qualquer bloqueio no sistema de conexão vai enfraquecer a resposta imunológica.

Num prédio velho, às vezes no meio do inverno a água quente não consegue atingir o andar superior — os dois primeiros andares são agradáveis e aquecidos, mas o terceiro andar geralmente é frio. Da mesma forma, quando a energia do triplo aquecedor não é suficiente para atingir o andar superior, a pessoa fica com as mãos e os pés frios. A energia do triplo aquecedor não é forte o bastante para transportar o calor do centro do corpo para as extremidades dos dedos das mãos e dos pés. Portanto, o nome "triplo aquecedor" é bastante apropriado — é uma forma de aquecer o corpo. A saúde é quente e suave; a doença é fria e rija.

Obviamente, se os radiadores estiverem superativos, o corpo vai ficar superaquecido. É como se a caldeira no subsolo estivesse prestes a explodir, obrigando você a correr escada abaixo e liberar depressa o vapor. Do mesmo modo, quando alguém está excessivamente quente, seja por hiperatividade, doença, *stress* ou ingestão de psicotrópicos, o corpo, as mãos e os pés começam a ficar suados e aquecidos demais. Esses sintomas são conseqüência de um triplo aquecedor hiperativo e superestimulado. O som de cura HEY serve como uma forma de eliminar esse vapor. É claro que, se o calor excessivo for decorrente de um quadro clínico, é preciso também consultar um médico.

Na medicina tradicional chinesa, o diagnóstico do triplo aquecedor usa a analogia simples de radiadores num edifício. Se o radiador no andar superior começar a vazar, o vazamento vai escorrer para o segundo andar. Em outras palavras, se o sistema respiratório (o andar superior) tiver uma infecção não-tratada, a fleuma infectada vai vazar para o segundo andar, para o sistema digestivo, que ficará inchado e bloqueado.

O que acontece quando a infecção do sistema digestivo não pode ser detida? Nesse caso, assim como acontece quando um vazamento não é vedado, a doença continua a descer para o andar seguinte. Então, o morador do primeiro andar diz: "Ei, veja, tem uma goteira no teto." Quando a infecção do andar superior atinge o andar térreo (os rins e o fígado), significa que a doença evoluiu para um estágio gravíssimo. Os rins e o fígado são os dois órgãos mais vulneráveis do corpo humano. Esse é o estágio final de uma infecção grave, e nesse ponto o paciente costuma apresentar sinais de grande fraqueza.

Eis a evolução da infecção em termos dos três elementos do triplo aquecedor. Quando a infecção ocorre no aquecedor superior, a temperatura do corpo pode

132 QIGONG TAOÍSTA PARA SAÚDE E VITALIDADE

ficar relativamente elevada. Quando a doença passa para o aquecedor intermediário, o sistema digestivo, a temperatura do corpo fica ainda mais elevada, atingindo o pico de febre. Mas quando a infecção atinge o andar térreo, acometendo mais profundamente os rins e o fígado, na verdade a temperatura cai. Essa queda de temperatura é um sinal perigoso. O corpo foi "consumido" e esgotou toda a sua energia imunológica. Não resta mais nada para combater a infecção.

Nos casos mais brandos, quando os rins e o fígado são acometidos por uma infecção leve porém renitente, o paciente pode ter síndrome de fadiga crônica, está sempre cansado. Pode ocorrer também surtos de agudização, mas esses surtos não costumam ser suficientemente quentes para suscitar uma resposta imunológica capaz de eliminar a infecção. Portanto, de acordo com a medicina tradicional chinesa, fadiga crônica é uma síndrome na qual a infecção atingiu os três aquecedores, de cima abaixo. O sistema imunológico não tem força suficiente para erradicar a infecção e, consequentemente, os pacientes com síndrome de fadiga crônica continuam a apresentar febrícula e flutuações anormais da temperatura corporal.

Com base nesse princípio diagnóstico, se um paciente consultar um médico chinês queixando-se de sintomas associados com infecção do trato urinário, o médico vai perguntar se ele teve algum problema respiratório nos últimos meses (geralmente a resposta é afirmativa). A pergunta seguinte é se o paciente tratou da infecção de forma apropriada (geralmente a resposta é negativa) e, por fim, como tem sido a sua digestão nos últimos meses (geralmente não é boa). Então o médico chinês vai verificar se a infecção desceu do sistema respiratório pelo sistema digestivo e se instalou no sistema urinário.

Portanto, voltando ao nosso modelo do edifício, o que um bom encanador faz quando há um vazamento do andar térreo? Um encanador experiente não faz apenas um remendo no teto, como se aquela fosse a verdadeira origem do vazamento. Em vez disso, primeiro ele enxuga a umidade — no caso de infecção no trato urinário, isso equivale a curar a infecção. Depois disso, vai para o andar superior, o aquecedor superior, para detectar e vedar a verdadeira origem do vazamento. Assim, um bom médico chinês prescreve plantas medicinais para curar tanto o aquecedor superior quanto o inferior, os sistemas urinário e respiratório. Em contrapartida, se o paciente receber apenas doses repetidas de antibióticos para tratar a infecção urinária, a infecção pode desaparecer, mas mais tarde vai voltar. Lembre-se de que, no tratamento de qualquer doença, os três "andares" do triplo aquecedor devem ser levados em consideração. Quando se trata apenas os sintomas de uma infecção ou doença, a única coisa que se consegue é um alívio temporário. Portanto, os sublimes efeitos curativos da medicina tradicional chinesa e do qigong devem-se ao tratamento do corpo como um sistema completo: mente e corpo. No futuro, a medicina utilizará uma abordagem integradora para tratar tanto os sintomas imediatos das doenças como a pessoa como um todo, corpo e mente.

Os efeitos curativos da medicina tradicional chinesa e do qigong foram objeto de extensas pesquisas e experiências na China moderna e em diversos outros países. Os pesquisadores descobriram que o triplo aquecedor apresenta diversas semelhanças com o sistema linfático. As localizações clássicas dos três aquecedores são a virilha, o diafragma e a parte superior do tórax, perto do coração. Isso corresponde aos principais locais de concentração de linfonodos no corpo humano. Além disso, determinou-se que os linfonodos estão interligados com os neurônios, o que pode indicar que eles têm "inteligência" própria. Essa pesquisa sobre a conexão entre o sistema imunológico e a mente é fascinante. Ela foi abordada no documentário *Healing and the Mind* exibido no canal de TV americano PBS.

Pesquisadores modernos descobriram também que a risada ajuda a curar doenças. Como? O que acontece quando uma pessoa ri ou exercita o som de HEY? Relatos preliminares mostraram que a gargalhada libera endorfinas, hormônio benéfico para o organismo. Curiosamente, o som de cura do triplo aquecedor usa o som da risada, HEY. (No Ocidente o som da risada é *ho*, mas, na China, *hey* é mais usado.) Quando se pratica o som de cura HEY, uma sensação avassaladora de alegria gera um calor positivo que se difunde para todo o corpo. Pode ser que esse calor transporte uma mensagem profunda para o triplo aquecedor, o sistema linfático: "A vida é boa, é bom viver." Os taoístas acreditam na existência de uma força de cura espontânea à espera de ser ativada. Uma simples risada pode servir como fagulha para ativar os poderes da cura espontânea.

> Se você conseguir rir diante de uma doença grave,
> Se conseguir olhar além da terra, para o cosmo,
> Se ouvir atentamente, mesmo no maior dos sofrimentos,
> Como fez Milarepa,[1] você perceberá que o universo também está rindo.

Meditação dos sons de cura em geral

Siga as diretrizes gerais para a meditação dos sons de cura descritas nas páginas 56 e 57. Ao se preparar para a meditação do triplo aquecedor, preste especial atenção no seguinte. Quando colocar as mãos sobre os joelhos com as palmas voltadas para baixo (ou sobre as coxas com as palmas voltadas para cima, se achar mais cômodo), tamborile de leve os dedos anulares sobre os joelhos para estimular a energia do triplo aquecedor, que corre ao longo do dedo anular para o corpo.

Meditação do som de cura do triplo aquecedor

O triplo aquecedor é o nosso "sistema imunolinfático". Como exercício de aquecimento, vamos fazer algo muito popular na China, o chamado "Qigong Risonho". A risada pode ativar a energia de cura espontânea que está dentro de nós, pois, quando rimos, todos os diafragmas internos — o diafragma pélvico, o diafragma respiratório, o diafragma vocal e o diafragma cerebral — estão bombeando. Embora isso também ocorra com o choro, o Qigong Risonho é mais popular. Em ambos os casos, a liberação de emoções positivas e negativas é extremamente saudável. Os chineses não têm os Irmãos Marx para fazê-los rir — eles apenas se sentam e soltam uma gargalhada sonora. Portanto, coloque as mãos sobre os joelhos, inspire e dê gargalhadas. Simplesmente ria como um idiota — não se preocupe com o que os outros possam pensar. Você deve rir todos os dias durante um minuto.

Para começar, faça uma introspecção e visualize os quatro diafragmas. Eles são delgados e leves, como asas diáfanas. O diafragma pélvico está situado na base da pelve, o períneo. O diafragma respiratório está situado na parte inferior da cavidade torácica, abaixo dos pulmões. O terceiro diafragma é o diafragma vocal, uma membrana delgada localizada na laringe. Por fim, o quarto diafragma, o diafragma cerebral (foice do cérebro), é uma membrana falciforme situada entre os dois hemisférios cerebrais. A foice do cérebro prescreve uma curva parecida com a da nadadeira dorsal de um peixe. Esse diafragma divide o cérebro em hemisférios direito e esquerdo. Tente visualizar esses quatro diafragmas, embora não possa vê-los. Simplesmente imagine-os.

Ao inspirar, visualize o diafragma pélvico subindo delicadamente como uma onda. Deixe essa onda empurrar os órgãos internos para cima, e esse movimento serpenteante se irradiar para o diafragma respiratório. Expire suavemente. Deixe o diafragma respiratório cair, soltando o abdome, e você vai sentir um relaxamento do diafragma pélvico. Enquanto inspira naturalmente, sincronize o movimento dos dois diafragmas. Inspirando como uma onda, levante-se como a vela de um barco impulsionada pelo vento. Expire e deixe cair os dois diafragmas.

Simplesmente respire com naturalidade algumas vezes.

Em seguida, vamos passar para o diafragma vocal, situado na laringe. Quando inspirar, imagine que o diafragma vocal se abre, esticando-se como uma tira de borrada resiliente ou um lírio-d'água desabrochando. Quando expirar, não contraia a tira de borracha, não deixe a flor se fechar; em vez disso, mantenha o diafragma vocal aberto e deixe-o cair. É uma sensação parecida com a de engolir um pequeno comprimido. Continue tentando inspirar e abrir, ao mesmo tempo, o diafragma vocal. Relaxe a nuca e solte o ar, deixando o diafragma vocal cair. Agora descanse por alguns instantes.

Por fim, vamos passar para o diafragma cerebral, que divide o cérebro em hemisférios direito e esquerdo. Imagine que esse diafragma é a nadadeira dorsal de um peixe ou a vela de um barco. Quando inspirar, deixe a nadadeira cerebral se inclinar ligeiramente para a frente, para a parte anterior do corpo. Relaxe a região da nuca. Quando expirar, deixe a nadadeira cerebral voltar para a sua posição vertical original. Respire naturalmente; sinta uma sensação reconfortante e ligeiramente rotatória na cabeça. Inspire e tombe a cabeça de leve para a frente; expire e volte-a à posição vertical. Não deixe a cabeça tombar mais para trás do que o normal.

Agora vamos juntar os quatro diafragmas e sincronizar o movimento com a respiração. Essa é uma descrição de respiração inversa do qigong taoísta, e não deve ser interpretada como uma descrição anatômica literal do movimento do aparelho respiratório.

Inspire, imagine que os diafragmas pélvico e respiratório aumentam de tamanho. Enquanto isso, deixe a energia abrir o diafragma vocal, e então a respiração sobe e inclina a nadadeira do cérebro para a frente. No final da inspiração, faça uma breve pausa para esperar que todos os diafragmas terminem o seu movimento. Expire. Deixe a nadadeira do cérebro se inclinar ligeiramente para trás, e, relaxando o diafragma vocal, deixe o coração e os pulmões descansarem e o diafragma respiratório cair, relaxando finalmente o diafragma pélvico.

Mantenha a sincronia desse bombeamento dos quatro diafragmas com a respiração. Pode ser que você perceba que muco e fluidos corporais começam a escorrer, bem como lágrimas. Todos esses são sinais de que a ação de bombeamento dos diafragmas está funcionando. Sinta a função ondulatória dessas estruturas aladas e diáfanas. Sinta a sua motilidade natural.

Volte aos poucos, abrindo lentamente os olhos. Sinta uma sensação suave espalhando-se por todo o corpo. Boceje, se sentir vontade. Estenda os braços para os lados e depois coloque-os sobre os joelhos. Endireite a coluna.

Instruções para o som de cura do triplo aquecedor: HEY

Componente do som	Descrição
Consoante: *H*	O *h* atua no sentido de liberar *stress*, estagnação e fleuma do sistema linfático.
Vogal: *A*	O som da longa vogal *a* combinada com a consoante acima é parecido com o som de ração de cavalo, feno.
Som subvocálico de sopro: *He*	O *he* é um som não-vocálico, como um leve sopro do vento. O som de HEY vai diminuindo de intensidade no final da respiração.

Componentes da respiração	Específicos
Língua	A língua se achata para os lados, com a ponta flutuando livremente.
Formato da boca	Os lábios se retraem como num sorriso largo.

Instruções para o som vocálico de cura do triplo aquecedor

O som do triplo aquecedor é HEY. Assim como todos os sons de cura, ele se divide em três componentes:

- Um som consonantal, *h*.
- Um som vocálico, um longo *a*.
- Um som subvocálico de sopro, *he* — uma espécie de suspiro, como o som emitido por alguém com febre alta para liberar o excesso de calor.

Ao exercitar o som, é importante que você mantenha a boca aberta e a língua abaixada, com a parte central mal tocando o céu da boca. É como se você tivesse uma bala na boca e não quisesse engolir, mas, ao mesmo tempo, quisesse dizer: "Hey, esse táxi é meu." Então você prende a bala na boca com a língua. Mas não tente chamar um táxi dessa forma — pode ser perigoso. Essa é apenas uma analogia.

Não se esqueça de que a parte externa da boca exibe um sorriso tolo, como o do Buda Risonho, Maitreya.

Deixe o som ressoar na cavidade torácica, atrás do esterno (osso do peito), fazendo esse osso vibrar (ver fig. 9.1).

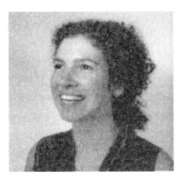

Figura 9.1 *HEY*

Instruções para o movimento do som de cura do triplo aquecedor

O movimento do triplo aquecedor é simples; basta estender os braços com as mãos voltadas para o céu, como se estivesse dando um longo bocejo.

- *Reunião*. Coloque as mãos sobrepostas no Campo do Elixir (ver fig. 9.2).
- *Abertura*. Inspire, afaste ligeiramente as mãos para os lados e espalme-as, deixando-as viradas para cima no Campo do Elixir. Imagine que suas mãos se transformaram em folhas do lírio-d'água (ver fig. 9.3).
- *Elevação*. Continue inspirando, e imagine que as palmas das suas mãos são folhas do lírio-d'água flutuando num lago. Suba as mãos lentamente do abdome para o coração (ver figs. 9.4 e 9.5).
- *Rotação Externa*. Inspire e vire as mãos para fora. Afaste um pouco os braços (ver fig. 9.6). Lembrete: afaste as mãos ligeiramente do corpo à medida que virá-las para fora.

- *Suspendendo o Céu.* Expire com o som de HEY. Vire as palmas das mãos para o céu e levante os braços, como se estivesse tentando suspender o céu. Mantenha a postura até que tenha soltado todo o ar junto com o som de HEY (ver figs. 9.7 e 9.8). Não se esqueça de manter os ombros relaxados e para baixo. Faça o movimento de "dar de ombros" algumas vezes; isso vai ajudá-lo a deixá-los cair. Se sentir tensão, ou dor, nos ombros, não erga as mãos acima da garganta.
- *Rotação Interna.* Inspire, vire as palmas das mãos para o corpo e abaixe os braços (ver fig. 9.9). Sinta o calor nas mãos como se elas estivessem emanando a luz do sol.
- *Descida.* Expire e desça as mãos até o abdome, passando pela cabeça, pela garganta, pelo esterno e pelo estômago. Sinta como se estivesse lavando suavemente o rosto (ver figs. 9.10, 9.11 e 9.12). Você poderá sentir uma sensação suave de formigamento nas diferentes áreas do corpo à medida que suas mãos passarem por elas. Essa é a sensação do qi fluindo do topo da cabeça para o resto do corpo.
- *Reunião.* Inspire, espalme as mãos para fora e trace um pequeno semicírculo no ar com os dedos. Coloque as mãos sobrepostas no Campo do Elixir (ver figs. 9.13, 9.14 e 9.15).
- *Repetição.* Isso completa um ciclo do som de cura do triplo aquecedor do qigong. Repita todo o ciclo de três a seis vezes.

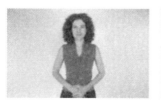
FIGURA 9.2 *Reunião*

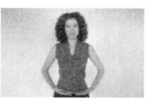
FIGURA 9.3 *Abertura*

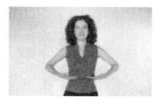
FIGURA 9.4 *Elevação*

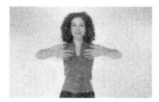
FIGURA 9.5

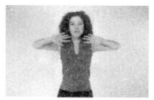
FIGURA 9.6 *Rotação Externa*

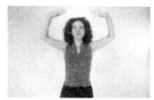
FIGURA 9.7 *Suspendendo o Céu*

TRIPLO AQUECEDOR: A FORNALHA ORGÂNICA   139

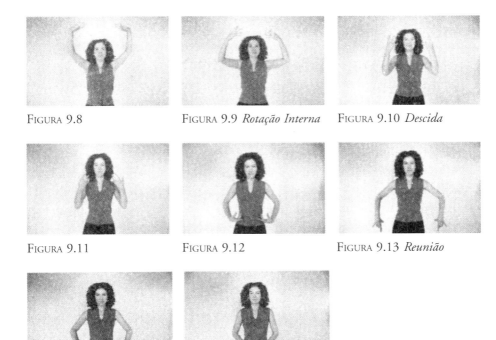

FIGURA 9.8   FIGURA 9.9 *Rotação Interna*   FIGURA 9.10 *Descida*

FIGURA 9.11   FIGURA 9.12   FIGURA 9.13 *Reunião*

FIGURA 9.14   FIGURA 9.15

Aprimoramento do som de cura do triplo aquecedor

O movimento desse qigong é chamado de Suspendendo o Céu. Essa postura é um tema comum das estatuetas budistas vendidas como amuleto em muitas lojas de presentes chinesas. O movimento de levantar e abaixar as mãos diante do corpo é capaz de abrandar e harmonizar o qi nos três níveis do corpo. Esses três níveis abrigam o triplo aquecedor, sendo que cada nível corresponde a determinado aquecedor. Quando passar as mãos na frente do corpo, imagine um calor reconfortante que se irradia delas para o abdome, o tórax e o rosto.

Não arqueie nem contraia a coluna ao erguer as mãos, e mantenha as costas e o pescoço relaxados e flexíveis.

História de som de cura: cantiga do coração

Mingli era uma musicista profissional de cinqüenta e poucos anos que sofria de câncer de mama recidivante, com metástase por todo o corpo. Eu havia concordado em lhe transmitir conhecimentos de qigong como complemento do tratamento de câncer convencional. Seu médico e eu achávamos que uma forma de exercício suave poderia ajudar a aliviar suas dores.

Logo que ela entrou no meu consultório, notei que seus ombros estavam ligeiramente caídos para a frente e que seu tórax era côncavo, como se tivesse sido moldado pelo formato do instrumento que ela tocava. Sua voz era rouca e sem timbre, como uma taquara rachada. Seu rosto estava pálido.

Pedi que falasse um pouco sobre ela.

— Tenho uma filha de oito anos, que crio sozinha. Há oito anos, quando tive câncer de mama pela primeira vez, os médicos conseguiram remover os tumores, e fiz quimioterapia. O tratamento foi considerado bem-sucedido. Agora, o câncer voltou e ocorreu a metástase. Minha única opção é um transplante de medula óssea — disse ela. Naquela época, esse procedimento ainda era experimental. — Como decidi não me submeter a esse tipo de cirurgia, meu médico recomendou terapias complementares para aliviar a dor. — Notei que os olhos de Mingli baixaram ao mencionar a filha.

— Como posso ajudá-la? — perguntei.

— Quero aprender uma rotina diária de exercícios suaves que possam me ajudar a aliviar a dor. Mesmo com os medicamentos, ainda sinto muita dor à noite — respondeu ela.

Os exames da medicina tradicional chinesa revelaram que a doença de Mingli tinha penetrado nos ossos. Seu sistema imunológico estava fraco, talvez em decorrência da quimioterapia e da cirurgia anteriores. Sua respiração era bastante superficial por causa das fortes dores.

Minha estratégia básica consistiu em duas medidas. Em primeiro lugar, liberar a respiração dela com o som de cura HEY do triplo aquecedor. A dor, segundo a medicina tradicional chinesa, é causada pelo bloqueio do fluxo de qi. No local do bloqueio, ocorre a dor. Liberando a sua respiração e o seu qi, eu esperava gerar um fluxo livre de qi e reduzir a dor. Em segundo lugar, ensinei-lhe a Marcha de Cura Anticâncer, uma forma de caminhar do qigong com um ritmo rápido de respiração.

A Marcha de Cura Anticâncer foi descoberta pela mestra Guo Lin, que teve câncer com metástase e, depois de várias e infrutíferas cirurgias e sessões de quimioterapia, soube que teria seis meses de vida. Só então ela se lembrou dos ensinamentos que seu avô, um taoísta, havia lhe transmitido na infância. Lin começou a desenvolver a sua própria forma de qigong, a Marcha de Cura Anticâncer, e em pouco tempo a doença apresentou remissão espontânea. Ela se transformou na avó da terapia de qigong, que transmitiu com grande sucesso para milhares de pacientes de câncer.[2]

Depois de um mês de trabalho intensivo com os sons de cura do qigong, a saúde de Mingli melhorou. Pedi-lhe que mantivesse um diário da sua prática. Ambos percebemos que, após a realização dos exercícios e da Marcha de Cura, a dor lhe dava uma trégua de várias horas e ela era invadida por uma sensação de alegria e bem-estar. Sua respiração ficou mais suave e mais longa. Sua voz ressoava como um sino. Parecia que os tumores estavam estabilizados. Talvez ela tivesse começado a trilhar o caminho da recuperação. Nos três meses seguintes, redobramos nossos esforços nas sessões de qigong.

— Você pode retardar a minha recuperação? Não quero perder a pensão por invalidez se eu melhorar rápido demais. Não estou pronta para voltar ao ritmo estressante de trabalho do campo musical. — disse ela um dia depois da sessão de qigong.

— Como? — Fiquei chocado, pois ela estava indo tão bem! Mas ela estava séria. Eu não sabia o que responder.

Mais tarde, descobri que ter de trabalhar e criar a filha era exaustivo para Mingli, e que ela estava satisfeita por receber pensão por invalidez. No início fiquei perplexo com seu pedido para retardar o processo de recuperação. Será que o medo que Mingli sentia de recuperar a saúde rapidamente era fruto do medo de ter de retomar a sua vida atribulada? Será que ela preferia ter câncer a enfrentar seus problemas? Descobri depois que essa era uma reação comum. Muitos pacientes temiam inconscientemente a recuperação; a doença permitia que eles se esquivassem das dificuldades da vida.

Depois desse incidente, a saúde de Mingli piorou drasticamente. Tentamos diversas abordagens de qigong, mas o câncer continuava a se espalhar. Mesmo assim ela se recusava a se submeter a uma transfusão de medula óssea, e decidiu ir a uma clínica especializada no México. Ela prometeu continuar com os exercícios de qigong e a manter o seu diário.

Depois de um mês, recebi uma carta de três páginas de Mingli, numa caligrafia trêmula e fraca. "Todos os dias encaro a minha vida como um presente divino. Estou pronta para aceitar o meu karma. Não durmo direito por causa das dores. A única hora em que não sinto dor é quando pratico os sons de cura do qigong. Só então sinto uma sensação de plenitude e unidade com tudo... obrigada por me dar esse presente... ore por mim. Mingli." Foi a última carta que recebi dela.

A cura e a recuperação precisam acontecer em todos os níveis da vida da pessoa, inclusive nos conflitos interiores, no corpo e na mente. É um equívoco tratar a doença isoladamente. Talvez o câncer de Mingli fosse um sintoma da sua luta com a vida. Ou talvez o fato de ter um ritmo de vida estressante tenha contribuído. Na arte de curar, sou constantemente lembrado do quanto não sei. A graça e a delicadeza de Mingli diante do sofrimento ainda são uma fonte de inspiração para que eu mergulhe profundamente nos mistérios da vida e da cura.

História de som de cura: quem deve levar o crédito?

— Quem deve receber o crédito? — perguntou a estilista Mei-mei ao oncologista.

Quando as radiografias e tomografias computadorizadas revelaram que seus tumores apresentavam 50% de redução, ela ficou exultante. Quatro meses antes, Mei-mei ficara chocada ao descobrir que tinha câncer de pulmão no quarto estágio de evolução, embora tivesse parado de fumar havia vinte anos. Para combater o câncer, ela adotou uma abordagem totalmente integrativa de quimioterapia, nutrição, acupuntura e qigong.

— Quem é o responsável pela minha recuperação? Meu acupuntor, meu nutricionista, os exercícios de qigong ou a quimioterapia? — perguntou ela ao médico.

— Você! — respondeu o oncologista apontando para ela. — A sua recuperação é fantástica, e eu gostaria de manter um prontuário detalhado do seu progresso.

Mei-mei me procurara três meses antes, quando descobriu que tinha câncer de pulmão em estágio avançado. Como o tumor principal estava alojado perto da aorta, era inoperável. Ela me foi encaminhada pelo oncologista, que era acupuntor e médico ocidental.

Lembro da primeira vez que ela entrou no meu consultório. Seu rosto estava pálido, e sua respiração era curta e tensa. Seu pulso estava retesado como uma corda de violão esticada demais, mas seus olhos brilhavam com a luz de uma lutadora. Esse era um bom sinal — seu espírito não tinha sido derrotado. Às vezes, o paciente que tem uma doença gravíssima entrega os pontos. — Como o qigong pode me ajudar a ficar curada? — perguntou ela.

— Meu professor no hospital de medicina tradicional chinesa, na China, dizia que o médico tem 25% da solução, o paciente tem 50% e o restante depende dos céus! Quero que você saiba que o tratamento e a cura do câncer são um trabalho de equipe, bem semelhante ao das formigas-carregadeiras. O médico, o acupuntor, o nutricionista e eu vamos trabalhar juntos para ajudá-la a recuperar a saúde. Mas o seu papel é fundamental.

— Em primeiro lugar, o câncer não é uma infecção que pode ser erradicada. Pelo contrário, o câncer é um sintoma complexo e multidimensional causado por vários fatores: genéticos, ambientais e relacionados com o *stress*. Na medicina chinesa, a proliferação de tumores cancerosos deve-se ao enfraquecimento do triplo aquecedor, o sistema de resposta imunológica. No seu caso, vamos começar liberando a sua respiração.

— Tente relaxar e expire com o som AH himalaico. Emita esse som como se, depois de um dia quente de trabalho estafante, finalmente você entrasse numa banheira de água quente. Bom. Sinta como o seu tórax começa a relaxar.

— Pode ser que, instintivamente, você esteja "segurando" o tórax, como se isso pudesse impedir a disseminação dos tumores. Mas a constrição física do peito apenas vai restringir a sua respiração. Não vai impedir que os tumores aumentem de tamanho nem que se disseminem. É importante que você leve oxigênio para os pulmões e para a corrente sangüínea. As células cancerosas são anaeróbicas, o que significa que elas se desenvolvem sem oxigênio.

— Segundo a medicina tradicional chinesa, uma importante contribuição do qigong, como parte de uma estratégia de cura integrativa, é o fato de levar oxigênio aos tumores para inibir o seu crescimento. Além disso, o aumento do fluxo do qi vai fortalecer o seu sistema imunológico. O qigong é um complemento perfeito para a quimioterapia. A realização diária dos exercícios respiratórios e dos sons de cura do qigong vão fortalecer o corpo e ajudar a reparar o dano causado pela quimioterapia. — Mei-mei começou a liberar a tensão que estava retendo no peito. Ela inspirou profundamente pela primeira vez desde que chegou no consultório.

— Agora, vamos começar como o som de cura HEY, como se você estivesse dizendo ao seu sistema imunológico: "Ei! Acorde!" O som de HEY provavelmente é o que os nova-iorquinos usam com maior freqüência — "Ei, esse táxi é meu!", "Ei, cara, espere a sua vez no final da fila". Mei-mei riu, e sua risada transmitia claramente esperança e inspiração.

Nos meses seguintes, preparei um programa de qigong especialmente para Mei-mei, com o som de cura HEY do triplo aquecedor como prática principal. Ao tratar meus pacientes tenho sempre em mente que toda pessoa é única, e que a sua recuperação requer um tratamento distinto. "Cem úlceras exigem cem prescrições diferentes. Isso porque há cem indivíduos ímpares." Esse é o lema do meu professor chinês favorito.

Três meses depois, Mei-mei voltou ao meu consultório. Seu rosto estava radiante. Ela contou sobre a redução extraordinária do seu tumor e disse que oncologista lhe atribuíra o mérito pela própria recuperação.

Meu coração exulta com sentimentos de gratidão. Percebo que o ser humano é a verdadeira estrela na sua própria história de cura. Sou apenas um animador de torcida que os estimula.

10
MURMÚRIOS DO DRAGÃO

Murmúrios de dragões,
Chamados de lêmures,
"Hey" para chamar um táxi,
Cada um se transforma em fios de timbres prateados
tecidos num único eco
Que ressoa e vem à tona como o canto da baleia-corcunda
nas profundezas do mar.

COMO UM RIO SINUOSO, a prática taoísta se desvia e dá voltas, mas nunca descreve uma linha reta. Assim é a exploração do terreno interior. Não existem verdades absolutas na prática dos sons de cura. Ao longo dos milênios, os sons de cura do qigong deram origem a uma grande diversidade de ramos e estilos, cada um deles criado em resposta às necessidades das pessoas em determinada época. No mundo de caos e paz, de luz e trevas em que vivemos, os sons de cura do qigong agem como um oásis que refresca os nossos órgãos superaquecidos e sacia a sede do nosso espírito sequioso.

Não pratique os sons de cura do qigong como se estivesse tentando vestir roupas de outra pessoa que não servem em você. Em vez disso, explore-os, adapte-os às suas próprias sensibilidades e necessidades. Encare os sons de cura como suaves canções de ninar para os seus órgãos. Descubra aspectos que você não conhecia em si mesmo. Procure se conhecer.

Para atravessar e explorar um novo território, você precisa de um mapa, de um par de botas fortes e de uma bússola — os três núcleos da prática.

– 145 –

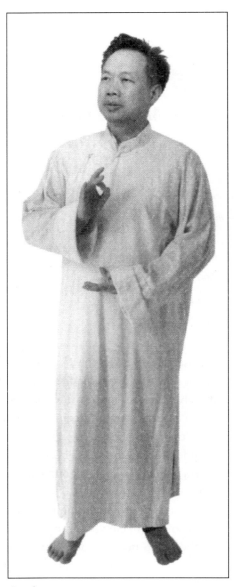

Saudação

O núcleo da fé

Para explorar qualquer território desconhecido, primeiro precisamos de um mapa, o núcleo da fé. No início, temos de acreditar que o mapa está correto e que nos pode servir de guia. Da mesma forma, a fé nos poderes de cura dos seis sons de cura do qigong forma a base da prática de cura. Mais tarde, essa fé vai se transformar em fé nos nossos próprios poderes de cura, as forças espontâneas, curativas e regenerativas que existem dentro de cada um de nós.

A minha fé começou com a busca por um mestre taoísta. Embora eu tivesse estudado com vários bons professores e mestres de artes marciais, eu achava que ainda não tinha conhecido o meu mestre "supremo", aquele que me conduziria ao santuário interior do Tao. No final, minha busca me levou a um velho senhor que morava em Chinatown. Ele tinha acabado de chegar nos Estados Unidos; vinha da Indonésia, de onde fugira da perseguição aos chineses naquele país. Quando entrei em seu apartamento de um quarto, senti que era engolido por uma presença fluida; em pé, no centro de um grupo de alunos, estava um homem de quase oitenta anos. Sem se virar, ele fez sinal para que nos sentássemos no sofá forrado de plástico. Eu estudava Taiji Quan, Kung Fu e outras artes marciais havia mais de dez anos. Hum, vamos ver o que ele sabe, disse eu para mim mesmo. Eu já tinha procurado diversos mestres famosos, mas por algum motivo sempre ficava desapontado.

Então ele levantou os braços. Uma fagulha de eletricidade desenhou um arco desde a ponta dos dedos dos pés até a ponta dos dedos das mãos. Seu corpo emergiu e se dissolveu sem nenhum movimento discernível, como um peixe translúcido nadando em águas escuras, aparecendo num segundo e desaparecendo no segundo seguinte. Aparecer, desaparecer, emergir e se dissolver. Fiquei hipnotizado por essa quimera oscilante. Aos poucos, meus lobos corticais ficaram embaçados, livres de detritos mentais, pulsando no despertar desse esplendor.

Ele parou e se virou para nós. Minha mãe estava comigo, e ao me apresentar gabou-se de que o filho era professor de Taiji do departamento de educação física da Universidade de Princeton. Fiquei vermelho de vergonha.

— Você poderia nos dar uma demonstração? — perguntou ele.

Com o canto dos olhos, percebi um leve brilho de divertimento em sua expressão. Como esse era o protocolo, eu não tinha opção. Teria de fazer uma demonstração na frente de todos. No fundo, eu tinha muito orgulho de minhas habilidades no Taiji Quan.

Minha demonstração demorou vinte minutos. Como mandava a etiqueta, pedi sua avaliação.

Ele murmurou algumas palavras em chinês, talvez apenas algum tipo de brincadeira educada que eu não consegui entender.

— *Mu xi won* — repetiu ele.

Essa expressão significava "caso perdido", e senti o peito apertar como se estivesse sendo empurrado abruptamente para as profundezas do mar. As imagens e os sons se perderam na imensidão azul.

Seu olhar fixou-se em mim. Minha mãe e todos os presentes na sala sentaram-se mudos. Esse tipo de franqueza cruel era excepcional.

O tempo parecia ter parado, como se uma flecha em câmara lenta estivesse vindo em direção ao meu rosto.

— Não tem jeito. Sinto muito. Seus hábitos já estão muito arraigados para que eu possa ensinar-lhe alguma coisa. — Sua voz soou firme decidida, e ele começou a se virar.

Agarrei a flecha no ar e disse: — É verdade, eu sou um caso perdido. Mas ainda assim eu gostaria de estudar com o senhor. Desse ponto em diante, eu o absolvo de toda e qualquer responsabilidade.

— Bom, então vamos ver o que podemos fazer — disse ele sorrindo.

Eu sabia que encontrara meu mestre supremo, o mestre que iria mudar a minha vida. Emergi para a luz do sol e para o céu azul; os sons e as imagens voltaram a ficar vívidos e claros.

Mais tarde, quando estávamos todos sentados no restaurante, eu enchi uma xícara com chá. Num rito de passagem tradicional taoísta, o ato de se ajoelhar significa uma rendição do ego, e o ato de oferecer chá simboliza o vínculo do mestre com o discípulo. Pela primeira vez na vida, fiquei de joelhos para oferecer uma xícara de chá ao meu mestre. De repente, fez-se um grande silêncio. Quando ele estendeu as mãos para pegar a xícara, notei que estavam ligeiramente trêmulas. Naquele momento eu soube que esse era o meu rito de transmissão: a primeira xícara de chá para o meu mestre supremo precisava ser servida de joelhos.

Na transmissão taoísta, um iniciado deve passar por um importante teste antes de receber os verdadeiros ensinamentos. No meu caso, isso se deu num pequeno apartamento em Chinatown. Ao longo dos anos, percebi que muitos alunos demonstram grande entusiasmo no início, mas desistem diante da primeira dificuldade. Eles confundem entusiasmo com fé, mas a fé precisa vir de dentro.

Para mim, fé significava uma rendição total do ego e do orgulho nas minhas realizações. Minha fé me conduziu ao domínio do Tao.

No âmbito da cura, a base da fé reside em acreditar na própria capacidade de se recuperar espontaneamente. Tudo o mais — remédios, cirurgia, tratamentos médicos — são meros auxiliares do processo de cura. Durante a minha residência de medicina na China, meu professor dizia que o médico é responsável por apenas uma pequena parte da recuperação do paciente. Foi uma grande revelação aprender que o meu papel como agente de cura consiste em facilitar o processo de cura da pessoa.

Por outro lado, o fato de ter fé não quer dizer que as coisas sempre vão sair do modo que se espera. Existe uma linha tênue entre fé e ilusão. Uma pessoa sob a influência de LSD pode acreditar piamente que é capaz de voar. As conseqüências de se agir influenciado por uma crença ilusória podem ser fatais. Ter fé não significa ser capaz de obter um resultado específico de cura. Não perca a fé em si mesmo se não conseguir alcançar suas expectativas. Pode ser que o processo de cura não ocorra exatamente como pedimos e desejamos. Às vezes confundimos fé em alguém ou em determinada prática com aquilo que idealizamos.

Meu falecido mestre certamente não correspondia à imagem que eu fazia de um taoísta gentil com longas barbas brancas! Sua compaixão impiedosa me atingiu em cheio. Nos primeiros anos como seu assistente, muitas vezes eu ia para casa em prantos. Mas a fé que eu tinha nas minhas observações e experiências me dava forças. Jamais segui ninguém cegamente sem consultar a minha própria experiência.

À medida que você praticar os sons de cura, suas próprias experiências reforçarão a sua fé nos efeitos curativos que eles têm. Estude e exercite os sons de cura com uma franca sensação de descoberta. Dessa forma, você vai assentar uma sólida base para as práticas subseqüentes de qigong.

Mas ter fé é apenas o primeiro passo. Colecionar mapas de um lugar não é o mesmo que ir lá. Munido de um mapa, agora você está pronto para mergulhar na arte dos sons de cura.

O núcleo da perseverança

O núcleo da perseverança é como um bom par de botas. Elas permitem que você percorra uma longa e difícil jornada. Do mesmo modo, o núcleo da perseverança vai apoiar diligentemente a sua prática. Um famoso compositor me disse uma vez que, na verdade, prática espiritual significa fazer, e não apenas acumular conhecimento intelectual. Como compositor, ele sabe, instintivamente, que apenas o fato de ler sobre música não vai aprimorar as suas habilidades pianísticas. Mesmo com uma agenda apertada, ele jamais abandonou a rotina diária de exercícios de qigong que adotou desde a primeira aula. E isso foi há muitos anos! A prática diária está repleta de dificuldades e empecilhos. Às vezes você pode ter a impressão de que está nadando contra a corrente. A vida vai colocar obstáculos no caminho da sua prática. Na verdade, você está confrontando seus velhos hábitos e condicionamentos. Até que possa integrar os sons de cura à sua vida, tente praticar um pouquinho entre suas diversas atividades. Por exemplo, pratique silenciosamente o som de cura FU do baço enquanto estiver esperando o trem, para amenizar a ansiedade da espera. Ou apenas reserve um momento antes do almoço para emitir o som HO do coração e dar graças pelo alimento recebido. Mas não exercite os sons de cura quando estiver ao volante ou operando um equipamento perigoso que exige total concentração.

A prática diária garante uma reserva permanente de energia. Não pratique até as raias da exaustão. Pelo contrário, pratique enquanto estiver se sentindo bem. Pare quando achar que só consegue continuar mais cinco minutos — esse é um bom parâmetro. Praticar ao ponto de exaustão apenas colocará em risco a sua saúde física e mental. Seus órgãos vão ficar superaquecidos, e a corrente sangüínea vai ficar sobrecarregada de partículas e detritos diminutos.

Depois de ter feito os seis sons de cura, escolha um ou dois, ou uma combinação de sons, para a sua rotina diária. Os sons de cura são tão salutares que qualquer combinação vai proporcionar benefícios para a saúde. Obviamente é melhor exercitar os seis sons de cura.

No entanto, os sons de cura não devem substituir o tratamento médico nem os medicamentos. Os pacientes cardíacos não devem parar de tomar os remédios para o coração mesmo que estejam exercitando esses sons.

Depois que tiver integrado a prática dos sons de cura ao seu cotidiano, você vai perceber de modo sutil que o seu dia será mais tranqüilo e mais feliz. Embora seja raro, você pode sentir um leve desconforto, como tontura, falta de ar, tremores espontâneos ou leves dores de cabeça, ao praticar os sons de cura. Se isso acontecer, interrompa a prática e procure um médico para verificar se está sofrendo de qualquer distúrbio ou doença.

Se, depois de um *check-up* completo, o médico afirmar que você goza de perfeita saúde, retome a prática dos sons de cura. Nesse caso, os sons podem ter desencadeado a liberação de algum problema com o qi interior, causando desconforto. Reduza o leque de emoções e veja se você não está esgotando as suas energias. Suavize os sons de cura ou até mesmo emita apenas os silenciosos sons de cura subvocálicos, sem a vogal. Com o tempo os sintomas desaparecerão.

Se o desconforto persistir mesmo depois de essas medidas terem sido adotadas, embora seja raro, procure um bom mestre de qigong. Ele fará modificações na sua prática.

A perseverança é simbolizada pela água no Grand Canyon: não importa o nível de obstrução do rio, a água continua a correr para o mar. A água, com sua eterna paciência, cavou os profundos desfiladeiros. Da mesma forma, com o núcleo da perseverança é possível "desgastar" as doenças crônicas com pequeninas melhoras.

O núcleo da sabedoria

Cultivar a conscientização é a base da sabedoria. Ter o núcleo da sabedoria é como ter uma bússola para nos guiar na nossa jornada. Essa bússola metafórica vai apontar sempre para uma direção — a conscientização. Com que freqüência prestamos atenção na maneira como nos sentamos, ficamos em pé ou dormimos? Com que freqüência prestamos atenção na nossa vida? Ser consciente é prestar atenção nos próprios atos, nos próprios movimentos, na própria fala e nos próprios pensamentos. Conscientização é uma pequena onda que se expande para abarcar todas as coisas.

Por exemplo, ao praticar os sons de cura em pé, muitos alunos inclinam o corpo ligeiramente para a frente, sem perceber que o peso do corpo não está distribuído de maneira uniforme. Somente quando virem a própria imagem no espelho é que eles vão descobrir que estão fora de equilíbrio. Os seis pares físicos e internos apresentados no capítulo 3 constituem instrumentos básicos de conscientização para se avaliar o próprio alinhamento e equilíbrio.

Os seis sons de cura do qigong cultivam a conscientização por meio de som e movimento. Essa consciência dinâmica nos permite sentir e avaliar a qualidade dos sons e dos movimentos. Assim, essa percepção contribui para aprimorar a prática do qigong. Caso contrário, a prática dos sons de cura podem se transformar em mais uma rotina maçante de exercícios. Na prática do qigong, a intenção e a conscientização dirigem espontaneamente o poder de cura para até mesmo doenças ocultas. Intenção clara e conscientização vívida são as fagulhas que ativam a cura espontânea.

Portanto, o aspecto final da prática taoísta consiste em cultivar o núcleo da sabedoria. Agir sem estar consciente é como remar no escuro com o barco ainda ancorado. Nossos movimentos muitas vezes são reprimidos pela âncora das tensões habituais, o que reduz a eficácia do qigong. Apenas com conscientização poderemos corrigir e remover essas tensões habituais.

Na iniciação taoísta, os discípulos são fortalecidos pelo toque dos dedos do mestre em seu olho celestial — o espaço entre as sobrancelhas. Esse gesto simboliza a abertura do olho da sabedoria. Depois disso, os adeptos podem estabelecer um curso claro na sua prática taoísta. A diferença entre ser consciente e inconsciente é a mesma que existe entre caminhar com os olhos bem abertos ou tropeçar com os olhos bem fechados. Abra os seus olhos internos, e o mundo se expandirá nas suas mãos. As árvores, as flores e seus próprios filhos também podem ser seus professores. Quando se é receptivo, um rastro de nuvem no céu noturno expõe a verdade profunda do despertar. Então a fé e a perseverança se transformam em sabedoria.

APÊNDICE A

Respostas às perguntas mais freqüentes

P.: Qual a diferença entre os seus sons de cura e os sons de cura das outras escolas?
R.: A diferença está na ênfase. Outros estilos priorizam a imagem interna de sorrir para os órgãos, ao passo que nós integramos visualização interna, meditação, som e movimento para estimular o fluxo do qi. Não existe conflito entre as duas vertentes; apenas uma diferença de enfoque.

P.: Se eu tiver um distúrbio mental, que som devo praticar?
R.: Essa é a parte traiçoeira do autodiagnóstico. Já vi meus pacientes fazerem o próprio diagnóstico de suas doenças, e em geral suas conclusões e soluções se chocam com a maior parte dos princípios estabelecidos pela medicina tradicional chinesa. É preciso muito treinamento e experiência para fazer um diagnóstico correto com base em sintomas externos e em outros sinais sutis. Os seis sons de cura apresentados neste livro não foram desenvolvidos com o intuito de corresponder a doenças específicas. É perigoso fazer uma prescrição para a própria doença ou usar o rótulo genérico de "distúrbio mental". A melhor estratégia consiste em praticar todos os seis sons de cura suavemente. É um engano pensar que, sozinho, HO, o som de cura do coração — vai tratar com êxito de distúrbios mentais, muito embora o coração, como um órgão, atue como parte do sistema nervoso.

P.: Posso praticar durante a gravidez?
R.: Pode. Os sons de cura são bastante reconfortantes para o feto. Você vai descobrir que a prática diária vai aliviar algumas das tensões próprias da gravidez. Mas, obviamente, você deve estar sob os cuidados de um médico.

P.: Posso criar os meus próprios sons de cura?

R.: Os antigos mestres taoístas que conheciam a fundo as vias energéticas do ser humano criaram os seis sons de cura. A menos que você seja um competente mestre taoísta, o seu som de cura talvez não seja tão eficaz e universal. Recentemente, um professor universitário criou a sua própria forma de meditação fazendo seus alunos cantarem "Eu, eu, eu..." Obviamente, eles não conseguiram alcançar o estado de tranqüilidade. No entanto, pode ser que certos sons de cura feitos com uma leve variação produzam em você uma sensação de bem-estar. Nesse caso continue a exercitar os seus sons de cura pessoais.

P.: Posso ensinar o som de cura do coração para o meu avô que teve infarto recentemente?

R.: Não, uma pessoa que acabou de passar por um grave problema de saúde deve, primeiro, recuperar as próprias forças. Você só deve ensinar o som de cura ao seu avô quando o médico permitir que ele faça exercícios suaves ou fisioterapia. Uma boa maneira de ajudar a recuperação é começar com a meditação que acompanha o som de cura. Às vezes, ao agir por impulso para ajudar nossos entes queridos sem ter uma compreensão clara da situação, acabamos prejudicando-os.

P.: Sou massagista, posso ensinar os sons de cura aos meus clientes?

R.: Os sons de cura podem ajudar o organismo a recuperar seu poder espontâneo de cura. Ensinar os sons de cura aos seus clientes depois do tratamento é uma maneira maravilhosa de fortalecer o próprio poder de cura deles. Sei, por experiência própria, pois estudei com médicos chineses de diversas tradições, que todos eles passam "dever de casa" aos pacientes com o intuito de acelerar o processo de recuperação. É claro que seria ainda melhor se você lhes desse este livro como apoio extra.

P.: Posso integrar os sons de cura do qigong ao ioga ou a outras práticas espirituais?

R.: Pode. Os sons de cura taoístas assemelham-se ao sistema de mantra iogue. Integrar os sons de cura no começo dos exercícios de ioga ou de outra prática espiritual é como colocar creme no café — vai tornar essa prática agradável e suave. Muitos dos meus alunos são professores de ioga e costumam integrar o qigong em sua prática diária.

P.: Ouvi dizer que o qigong pode curar o câncer. Os sons de cura podem curar essa doença?

R.: É verdade que na China existem dados clínicos que confirmam casos de remissão espontânea da doença pela prática do qigong. Esses estudos clínicos não são aceitos no Ocidente porque não foram feitos com grupos de controle, que nesse caso seria um grupo de pacientes cancerosos instruídos a praticar uma espécie de imitação de qigong. Isso está em oposição aos padrões éticos chineses. Nenhum mestre de qigong estaria disposto a ensinar pacientes graves a realizar um qigong fajuto em nome das pesquisas científicas.

Como o câncer é um bicho-de-sete-cabeças, nenhum tratamento simples vai causar uma remissão efetiva. Os seis sons de cura do qigong foram criados para melhorar a saúde geral e proporcionar bem-estar; não constitui um tratamento específico para o câncer. Entretanto, poderia servir como complemento aos protocolos convencionais do tratamento do câncer. A prática correta dos sons de cura melhora a circulação e a respiração. Portanto, ajuda indiretamente a recuperação do organismo, além de aumentar ao máximo os benefícios do tratamento do câncer. Esse princípio de medicina integrativa e complementar se encaixa perfeitamente na abordagem terapêutica do qigong de usar os seis sons de cura.

P.: Existem outros recursos para orientar a prática dos sons de cura?

R.: Se você tem acesso à internet, pode entrar no site da Dantao no endereço www.dantao.com, onde vai encontrar artigos mensais e recursos relacionados com o qigong e o Taiji Quan.

P.: Senti certo desconforto durante a realização dos seis sons de cura. Devo parar de praticar qigong ou ignorar o desconforto e prosseguir com os exercícios?

R.: Se sentir dor ou desconforto, interrompa imediatamente os exercícios e consulte um médico. Dor e desconforto muitas vezes são sinal de esforço excessivo. É preciso alterar as posturas e os movimentos para restabelecer o equilíbrio. Lembre-se: esses sintomas constituem uma indicação de que alguma coisa está errada — é uma mensagem. Leia o apêndice B para saber como proceder em caso de sensações inusitadas durante a prática do qigong.

APÊNDICE B

Protocolos para dificuldades na prática dos sons de cura

As diretrizes apresentadas a seguir foram elaboradas para quando aparecerem sintomas inusitados durante a prática do qigong. Essas informações são passadas como uma medida de precaução para casos extremos. A maioria das pessoas não sente nenhuma reação inusitada aos sons de cura.

Sintoma	Diagnóstico	Prática
Mal-estar	Consulte um médico para verificar a causa do desconforto.	Retome a prática do som de cura se o médico liberar. Tente reduzir a amplitude de movimento e a duração dos exercícios.
Visão de luz, imagens ou símbolos	Consulte um médico. Se não for constatada nenhuma causa física e não houver história anterior de traumatismo nos olhos ou no cérebro, esse pode ser um sinal de que o qi está abrindo o canal e os meridianos no cérebro.	Retome a prática se o médico liberar. Não se concentre nas visões nem as considere realidade. As visões também são uma manifestação do qi, e desaparecem com o tempo.

APÊNDICE B 157

Sintoma	Diagnóstico	Prática
Sensação de calor excessivo em várias partes do corpo	Consulte um médico. Esse é um sinal comum de que o sangue e o qi estão fluindo livremente.	Retome os exercícios de som de cura se o médico liberar. Não se concentre na sensação de calor e, no final, ela ficará menos intensa. Com a prática, um calor reconfortante envolve todo o corpo.
Sensação persistente de formigamento na ponta dos dedos, nas mãos e em outras partes do corpo durante e depois da prática de qigong	Consulte um médico e verifique se não há algum pinçamento de nervo. Caso não haja, pode ser que o qi esteja desobstruindo um bloqueio nos canais energéticos dessa parte específica do corpo.	Se houver pinçamento de nervos, consulte um médico para saber o que deve fazer. Pergunte a ele se o qigong apresentado neste livro é saudável para você. Reduza a amplitude de movimento; pratique menos tempo e mude a postura para ver se ameniza as sensações. Com a abertura dos canais energéticos efetuada pela prática, a sensação de formigamento desaparecerá completamente.
Sons e vozes	Consulte um médico. Se o sintoma não é psicológico nem causado por psicotrópicos, pode ser um eco dos sons de cura, uma ocorrência comum.	Retome a prática se o médico liberar. Muitas vezes a entoação dos sons a um ambiente de grupo produz esse fenômeno. Os iogues chamavam isso de som cósmico. Não preste atenção no som; aos poucos ele se dissipará ou se tornará parte da sua prática.

158 QIGONG TAOÍSTA PARA SAÚDE E VITALIDADE

Sintoma	Diagnóstico	Prática
Tontura ou dor de cabeça	Consulte um médico. Se não for constatada uma causa física, pode ser conseqüência do aumento do fluxo de oxigênio para o cérebro.	Retome a prática se o médico liberar. Esses sintomas podem ser causados por hiperventilação. É preciso diminuir o tempo dedicado aos exercícios de sons de cura. Tente pronunciar o som de forma mais relaxada, sem fazer esforço demasiado.
Tremor e movimentos espontâneos	Consulte um médico para identificar a possível causa. Segundo o diagnóstico taoísta, o movimento espontâneo ocorre pelo extravasamento do excesso de qi hepático nos músculos e ligamentos.	Retome a prática se o médico liberar. Reduza o foco durante os exercícios. Relaxe o olhar e a concentração. Respire suavemente.

Não se assuste com as informações acima. A maioria das pessoas não apresenta esses sintomas. Mas, se você sentir alguma dessas sensações, o mais importante é ficar calmo, consultar um médico como foi indicado e, depois que for liberado, não se concentrar na sensação.

NOTAS

CANTIGA DOS XAMÃS

1. *The Jade Maiden Canon on Tantric Healing* é um livro controverso atribuído ao Imperador Amarelo. Estima-se que tenha sido escrito muito depois de 200 a. C., mais provavelmente em 500 d. C.
2. Tradução de Chuang Tzu, *Inner Chapter of Chuang Tzu* (Pequim, China: Zhong Hua Press, 1982), p. 43.
3. Traduzido de Hui Szu, *Ta Ch'eng Chih Kuan* (Mahayana samatha-vipassana) (Pequim, China: China Buddhist Association Press, 1968), p. 1078.
4. Traduzido de Zhen Jiu Dai Chen, *The Complete Work on Acupuncture and Moxabustion* (Pequim, China: People's Health Ministry Press, 1984), p. 1268.
5. Retirado de *Suragama Sutra* (Pequim, China: China Buddhist Association Press, 1974), p. 346. Para uma tradução do sutra em língua inglesa veja Charles Luk, *The Secret of Chinese Meditation* (York Beach, Maine: Samuel Weiser, Inc., 1964), p. 32.

CAPÍTULO 2. *Macrocosmo e microcosmo:*
conceitos taoístas de saúde e tratamento

1. *New Compilation of Chinese Medicine Essential Principles*, (Pequim, China: People's Ministry of Health Press, 1974), p. 174.
2. Na lenda arturiana, Merlin é um mágico que ajudou o rei Artur a reunir o seu reino. Sendo alquimista, Merlin vai na direção oposta à da maioria das pessoas — ele rejuvenesce em vez de envelhecer. Um conto maravilhoso de Merlin e o rei é o de T. H. White em *The Sword in the Stone* (Nova York: Philomel Books, 1993).

CAPÍTULO 3. *Princípios da harmonia central*

1. Nume em chinês é *shen*, que tem o sentido amplo de espírito, mente, consciência e psique. Essência sexual em chinês é *jing*, que também tem o significado de energia vital, libido, esperma e hormônios sexuais.
2. Ouroboros é um símbolo alquímico milenar: uma serpente com a própria cauda na boca e que está continuamente devorando a si mesma e renascendo de si mesma. Ouroboros expressa a unidade de todas as coisas; é o ciclo de material e espiritual, de corpo e mente, que nunca desaparece, mas muda constantemente de forma num ciclo eterno de destruição e recriação. Ouroboros forma a palavra chinesa arcaica *shen*, uma constelação circular. Isso se tornou a quinta hora do relógio diário lunar.

CAPÍTULO 6. *Baço: a Mãe Terra*

1. Tate, Seeley and Stephens, *Understanding the Human Body* (St. Louis, Missouri: Mosby-Year Book, Inc., 1994), p. 266.

CAPÍTULO 7. *Pulmões: os cavaleiros de armadura brilhante*

1. O padrão do campo energético foi documentado por fotografias especiais que conseguem captar a luz infravermelha. Numa fotografia, o padrão de energia de uma folha de árvore foi claramente visualizado na planta, embora a folha tivesse sido arrancada. John Iovine, *Kirlian Photography* (N. Y: McGraw Hill, 1994).

CAPÍTULO 8. *Rins: fogo e água*

1. Essa é uma prescrição chinesa para sintomas bem específicos. Os leitores que apresentam sintomas semelhantes devem submeter-se a um exame médico completo. Desmaios podem ser sinal de doença grave.

CAPÍTULO 9. *Triplo aquecedor: a fornalha orgânica*

1. Milarepa foi um santo tibetano budista de grande sabedoria que costuma ser representado em estátuas e quadros com uma das mãos em concha na orelha, ouvindo o som da risada universal.
2. Guo Lin, *A New Approach to Qigong Therapy for Cancer Healing* (Pequim, China: Guo Lin Qigong Association Press, 1974).